院長妻から院長夫人への42のメッセージ

自分らしく無理せず楽するコツ

永野整形外科クリニック
株式会社クリニックイノベーションサポート
永野 光 著

プリメド社

はじめに

私が院長妻の奥さま方を
サポートするようになった理由

　永野整形外科クリニックは、2009年に開業しました。今では、最新のエコー診断装置を使ったクリニックとして、それなりに知られるようになりましたが、開業当初は患者さんが少なくて、患者さん獲得にあくせくしていました。
　開業してまだそんなに時間が経ってない頃、私もまだ院長妻として慣れないとき、私には忘れられないことがありました。

■ 忘れられないこと
◎医療の素人である若いスタッフに鼻で笑われ傷ついたこと
　患者さん獲得のため、時間外の患者さんも受け付けていました。ある日の午後早く、学校から連絡があってケガをした中学生を診ることになったのです。時間外なので、スタッフはおらず私が電子カルテを操作するのですが、X線システムに電子カルテ情報を送信しようとして、それがうまくいかず悪戦苦闘していました。その日のIT機器の不機嫌のようなもので操作ミスではないように思います。やがて、午後診のスタッフが出勤してきたので、どうやればいいのか尋ねました。すると、そのスタッフは、「ふん」と鼻で笑ったのです。
　これには、びっくりしました。同時にカチンときました。なんでこんな医療の素人にバカにされないといけないのか、と悔しくて涙が出そうでした。私は、当クリニックに入るまで病院でMSWの仕事を続けていて、医療の専門職としてやりがいも誇りももっていました。それが、医療の現場に入ったばかりで何も知らない若いスタッフにバカにされ、MSWという仕事にも敬意を払ってもらえなかったことに、すごく傷つきました。今、思うと、そんなに大きな意味はなかったかもしれませんが、私の心も疲れていたのでしょうか。

◎院長とスタッフはグルにみえ「あなたたちだけでやってくれ」と思ったこと

　またある日のこと、インフルエンザワクチンの書類をもって保健所の人が来院されることになっていました。朝9時の約束でしたので、診察中になる院長に頼まれ私がお会いすることになりました。そのことをスタッフに伝えて、翌日9時前にクリニックに来て待機してたのです。ところが9時をかなり過ぎても何の連絡もない。そこで、スタッフに確認すると「さっき来られて院長がお会いして、もう帰られましたよ」とのことでした。

　このときの疎外感は忘れられません。院長は自分が頼んだクセにそれを忘れ、スタッフも私が延々と待っていることを知っていたのに、報告もなし。「私はここの仲間でないんだ」と、院長とスタッフがグルにみえ、あなたたちだけで対処できるんだから、都合のいい時だけ私を呼ぶな、自分たちだけで仲良くやれ！という気持ちでいっぱいになり、私は、その晩、退職届を書き院長室に置いて帰りました。

■ 誰かに助けを求める日々

　今だったら、うまくかわすこともあしらうこともできると思います。しかし、開業してまだ間もなく、院長妻の立場にも慣れない頃は、そんな余裕もなく一人でもがき苦しんでいたような気がします。スタッフにも遠慮があって、スタッフに頼むべき掃除も、自分でやったり、親しい友人に応援を頼んでいたくらいです。

　当時は、"経営"ということに関心があまりありませんでしたし、開業前にそれを勉強しようという思いもありませんでした。しかし、実際にクリニックの経営に触れてみると、想定外のこと、びっくりすること、つらいこと、未経験なことばかりです。私はすっかり落ち込んでしまいました。とくにスタッフについては、いつも報われない気持ちや怒りなど抱え、とても悩みました。「誰かに励ましてほしい」と願ったくらいです。

　院長妻の守備範囲は広くて、広報のためのツールも作りたいし、勤務表のExcelも使いこなせないといけないし、各職種の業務マニュアルも作りたい。しかし、いざ作るとなると時間がない。だったら現場

を改善できるツールを作ってくれる人はいないんだろうか、経営について対策を提案してくれる人はいないんだろうかと探したりもしました。私に悪いところがあるのなら、誰か具体的に指摘してほしいし指導してほしいと、誰かに助けを求めていたのかもしれません。

■ 他の院長妻の奥さま方の体験話から多くを学んで

他のクリニックの院長の奥さまはどうされているんだろうかとも気になりました。伝手を求めて他のクリニックに伺っていろいろ聞いてみたいものの、こちらの都合で相手の時間を奪って聞くのは申し訳ないし、厚かましいのではと思い、実現はしませんでした。

そんなとき、コーチングに出会いました。コーチングによって、自分の気持ちを落ち着かせることができたように思います。そして、「院長夫人セミナー」でお話しする機会があり、そこで出会ったいろいろな院長妻の奥さま方に自分の体験を伝えることで相手も話して下さるという体験を重ねて、本当に目からウロコが落ちる思いをしました。

そこで、考えたのは、人の体験を聞けば、これから5周年、10周年を迎える自分に、これから起こりうる出来事を想定でき、対策ができる、みんなの体験を集めれば、多くを学べるんじゃないかということでした。

■ MSWの技術をもとに院長妻の奥さま方を応援することに

私は自分が医療ソーシャルワーカー（MSW）であることを思い出しました。ソーシャルワークは対人援助技術です。対患者を対院長妻の奥さまに替えて、ケースワークやグループワークの形で提供すれば、奥さま方を元気にする小さな変化を起こせるかもしれない。院長妻の当事者である私だから、共感できる気持ちがあるはずと思ったのです。

そんな思いから、院長妻の奥さま方をサポートする事業（株式会社クリニックイノベーションサポート）を起こすことにしました。

私は、その事業をボランティアでなく有料のサービスとしました。責任をもって期日内に相談者をサポートするためです。悩み困っておられる院長妻である奥さま方と気持ちを共有し、選択肢を増やしていく、そして元気に、この難関なクリニック経営をしていただくための

小さな支援をひとりのソーシャルワーカーとしてしていく、そんな気持ちでいます。

　本書は、院長妻としての私の体験と、これまでいろいろなクリニックの院長妻の奥さま方をサポートさせていただいた経験をもとに、まずは院長妻の立ち位置を確かめていただこうとまとめたものです。
　本書を読んでいただいて、院長夫人のイノベーションが、やがて院長やスタッフを巻き込んでいかれることを密かに期待しつつ、その向こうにいる患者さんが満たされますように、クリニックで働くスタッフが満たされますように、そして院長も妻も自分らしくいられますようにと願っております。

2017年8月

永野　光

　※本書のタイトルは、一般によく用いられる「院長夫人」という呼称を用いていますが、お会いしてきた多くの"院長夫人"たちが、この呼称に否定的でしたので、本文では、"院長妻"と表記しています。

目次

はじめに ― 私が院長妻の奥さま方をサポートするようになった理由　2

院長妻が不安視される背景
1　院長妻は経営に参加すべきなのでしょうか　10
2　コンサルタントさんがなぜ不安に思うのでしょうか　13
3　院長がなぜ不安に思うのでしょうか　16
4　スタッフがなぜ不安に思うのでしょうか　19

現場に入るときの心構え
5　院長妻にどんな心構えが必要ですか　21
6　院長妻だからフルタイムで仕事しないといけませんか　26
7　どんな業務をしてどんな肩書がよいのでしょうか　29
8　途中から入職の場合どんな注意が必要ですか　32
9　専業主婦から入職するときとくに留意することがありますか　34
10　病院を退職して入職するときの心構えを教えてください　36
11　やはり院長妻が経理を担当したほうがよいのでしょうか　38
12　スタッフと同じユニフォームを着たほうがよいのでしょうか　40

現場に入ってから
13　医療の専門職についてあらかじめ学んでおくとよいでしょうか　42
14　経営に関わりはじめて業務に慣れないうちはどうすればよいでしょうか　47
15　ワークライフバランスはどうやったらとれますか　50
16　なぜ院長妻の健康管理が大事なのですか　53
17　他のクリニックのお話をうかがうにはどうしたらよいでしょうか　55
18　院長とスタッフの間で板挟みのときどうしたらよいでしょうか　58
19　スタッフが急に休んだらサポートに入るべきでしょうか　61

対院長

- 20 院長と意見が食い違うとき反論してもよいでしょうか　64
- 21 スタッフの問題を院長に相談したほうがよいでしょうか　67
- 22 院長のスタッフ対応に疑問があれば指摘したほうがよいでしょうか　69
- 23 院内では院長に対して敬語を使ったほうがよいでしょうか　73

対スタッフ

- 24 スタッフに呼んでもらいやすい呼び方がありますか　75
- 25 スタッフみんなと公平に接することができるでしょうか　77
- 26 患者さんからの頂き物はスタッフに公平に分配すべきでしょうか　79
- 27 スタッフの仕事に満足できないときはどうしたらよいでしょうか　81
- 28 患者さんが途切れてスタッフがおしゃべり……どう対応したらよいでしょうか　85
- 29 スタッフのワークライフバランスを考えてあげるべきでしょうか　87
- 30 友人をスタッフとして雇用しないほうがよいですか　90
- 31 スタッフから内々の相談を受けたらどう対応したらよいでしょうか　93
- 32 スタッフにどこまで気を遣うべきでしょうか　96
- 33 スタッフの家族の不幸を聞いたら他のスタッフに知らせるべきですか　98
- 34 年上のスタッフに上手に接するコツを教えてください　100
- 35 どうしても理解できないスタッフにはどうしたらよいですか　103
- 36 新しい試みをスタッフに反発されたらどう対応したらよいでしょうか　106
- 37 パワハラ／セクハラ／モラハラなどにどんな対策が必要ですか　108

院長夫人のマネジメント学

- 38 コンサルタントさんとどう向き合えばよいでしょうか　111
- 39 経営関連のセミナーは参加する意味がありますか　114
- 40 院長妻の立場でスタッフ人事を考えることはできますか　116
- 41 勤務表作成で気をつけたいことやうまくいくコツがありますか　119
- 42 スタッフの不満を解消するコツを教えてください　123

参考図書　126

院長妻から
院長夫人への
42のメッセージ

自分らしく
無理せず
楽するコツ

1 院長妻が不安視される背景

院長妻は経営に参加すべきなのでしょうか

院長妻が経営に参加することを不安視する声もあります

　まず「院長妻だから○○すべき…」という固定観念には、とらわれないでよいと思っています。確かに院長妻というポジションは独特なものがあります。

　しかし院長妻がクリニックに参加することに、周囲からなぜか不安視もされています（2～4章参照）。

　私がかつて自分のブログに『院長夫人が口を出すクリニックはやりにくいか否か』という記事をあげたとことろ、さっそく、どこかのクリニックスタッフであろう方から厳しいコメントをいただいたことがあります。

　いわく「クリニックに院長妻は不必要だということをわかってほしい」と懇願するものや、「いい加減に気づいてくれ！」というお怒りまでさまざまです。「採用面接で院長妻が出て来ればそのクリニックで働くのはやめておけ」というセオリーもあるようです。

　実は、こういう考えはスタッフだけでなく、一部の社会保険労務士や税理士、また院長自身、コンサルタントにもあるということです。院長妻にも7人の敵がいるといえるかもしれません。

　院長妻として経営に関わるのなら、まずこの現実を知っておく必要

があります。残念ながら、スタート時に院長妻の居場所はありません。

診療以外のことを一人でできる院長は少ないと思います

　院長妻がまったく関わらなくてもうまく稼働しているクリニックもあります。このようなクリニックの院長は、女性スタッフへの配慮もえてして"まめ"です。院長妻が参加していたら露見する問題点（たとえば、スタッフのクリニックへの不満、アンチ院長発言など……）を華麗にスルーできる能力もあるでしょう。診療以外のいろんなことも診療の合間にやってのける高い能力をおもちで、必要最小限のことは自分でやってのけ、できないところは外部の専門家に費用をかけて依頼することもできるでしょう。開業の段階で、顧問料を払って、税理士だけでなく社労士にも入ってもらう。また採用面接で応募者への電話連絡を自分でできる。そんな院長はすばらしいと思います。

　しかし、当院の院長（私の夫）のように、会ったこともない人に電話をして様子をうかがうことなどする気もなく、診療後にはあれこれする気力も残っていないような院長がほとんどではないでしょうか。私の夫はこだわりがすぎるのか、毎日 21 時を過ぎてもクリニックにいます。少なくとも一人で診療以外のこと、クリニック経営ができるタイプではないと思っています。

まず"夫の余力"を冷静に評価してみましょう

　ゴミ捨てやトイレ掃除まで自分で背負ってしまう院長もいらっしゃいますが、そんなことまで背負いこんだら院長が倒れてしまうかもしれないと心配になります。

　一方で、予約診療で、だいたい予定時間に診療を終えるとすぐにクリニックをあとにする院長もいらっしゃいます。オン・オフをきっちり分け、プライベート時間を獲得するために開業したと考える院長もおられます。そんな院長は、なんでも手際よく片付けてしまわれるでしょう。

　このように考えると、院長妻がクリニック経営に関わるか関わらな

いかという選択をする場合、"妻の考え"も大きいのですが、夫が一人で経営までこなせるかどうか"夫の余力"も冷静に評価する必要もあると思います。

妻の気質・夫の気質を合わせて考えてみていただきたいと思います。私の印象では、一人でできない夫＋放っておけない妻のパターンが多いような気もします。もちろん、診療科目やクリニックの展開方法によっても違うと思います。

院長妻の院内での居場所は自らつくっていきます

はっきり言って、開業したばかりのときには、クリニックの中に院長妻の居場所はありません。院長妻の役割が最初から明確に決まっているわけではありませんので。したがって、院内に自分の居場所を一から開拓する勢いのない院長妻はやめておかれたほうがよいと思います。「院長の奥さんなんだから居場所を用意してもらって当然」と考える方もやめておかれたほうがよいのではないでしょうか。実際のところ自分の居場所は自らつくっていくもののようです。「居場所をつくること」とは、つまり「患者さんとスタッフと院長にとって役立つ存在として働くこと」だと実感しています。

院長にも覚悟を決めて協力してもらいましょう

院長妻が経営に関わると決まれば、院長にはスタッフに対して院長妻がどういう役割なのか折に触れてはっきりと説明してもらう必要があります。院長妻のスタンスを院長の口から示せないようであれば、スタッフの間には、不信感や遠慮がたまることになります。

もし院長にそれができないなら、自分自身でコミュニケーションスキルを学んでもらい、決意表明することからはじめてもらいましょう。

妻を関わらせるなら院長にはその覚悟を決めてもらわなければなりません。

2　院長妻が不安視される背景

コンサルタントさんが
なぜ不安に
思うのでしょうか

事例 元医療従事者の院長妻が専門性を生かして外来診療に参加

（コンサルタント）「病院看護師としてバリバリだったから、クリニックでは目につくことが多すぎてイライラが爆発するかもしれない…だから心配」

コンサルタントさんのよくある不安

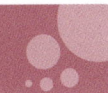

◎**病院出身の院長妻は病院とのギャップが目について仕方がない**

　元病院勤務で最新医療や高度なシステムに触れてきた院長妻なら、開業とともにいきなりクリニックの現場に入ったとき、そのギャップに驚くはずです。今まで、一緒にやってきた病院スタッフとのレベルの違いに気づくなど、いろいろなことが目について仕方がないと感じることもあるでしょう。

　看護師出身であれば、清潔・不潔、医療器具の収納方法や物品管理、患者さんの呼び入れ前の準備などなど、こうなると、あれもこれも気になります。病院の医事課出身、あるいは薬剤部出身であれば、スタッフの患者さんへの応対などが目につくかもしれません。

　しかし、不安なことはこの先です。

この状況で、院長妻がリーダーシップを発揮して、目についたことを徹底的に改善しようとすると、対するスタッフの反応は、「うるさい」と思うか、「奥さんに聞いて奥さんの言うとおりにやっていけばいいんだ」となるか、院長妻の気質とスタッフの気質によって状況は変わってきます。院長妻が"うっとうしい"存在となったり、院長妻の言うことが"正しいので従うべきだ"と、スタッフが自分で考えることをやめるようになったりします。

◎病院とクリニックのギャップに対応できるかという不安がある

　このような場合、スタッフの中に病院レベルをもつ人が存在すればよいのですが、そうでないと、院長妻がスタッフに気を遣って目につくことの半分も言えない、という状況になったり、「病院と違ってクリニックで働くスタッフはレベルが低い」と思い込んだりすることになります。そのため信頼関係が構築できなかったりすることにもなりかねません。一方で正面から反発するスタッフが存在すると、院長妻側のストレスが大きくなることもあります。

　これに院長がどう対応するかでも状況は大きく異なります。

不安解消のポイント

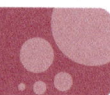

　状況がさまざまですから一口に正しいことも解決策もありませんが、ポイントがあるとすれば
・クリニックに役立ちそうな知識をもっていれば、コミュニケーション方法に気を配りつつ教え、伝える（教え方、伝え方にこだわる）
・スタッフに気を遣って言わないでいるより、言い方や言葉選びを繊細にしてがんばって伝える（好みは知ってもらったほうがよい）
・関係をつくる前にスタッフを叱らないようにする
・教えていないことをできていないと言って叱らないようにする（見て覚える、察して動くということを絶対に求めないことがコツ）
・院長妻の心の内に溜め込んで、一気に院長に怒りやイライラをぶつけるのはやめる（院長のもつ情報が偏り、正しい判断ができなくなります）
・スタッフには、すべての指示の目的を必ず説明する（何のためにする

のか、誰のためになるのかは言わなければスタッフがわかってくれるケースは少ないです）
・どの道を通っても目的達成が大切
・言いたいことを我慢しないほうがよい（スタッフは嫌なら退職できます。院長妻は一生関わるのです。院長と相談のうえ、伝えていくことに問題はないはずです）

3 院長妻が不安視される背景

院長がなぜ不安に思うのでしょうか

事例 医療従事の経験がなく、専業主婦から夫の開業をきっかけに、人事・総務・経理などの業務内容でクリニックに関与

（院長）「妻はスタッフとうまくやっていけるだろうか」

院長のよくある不安とは

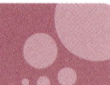

◎**医療従事経験のない妻がクリニックでどんな思いをするか不安**

　医療現場で働いたことのない院長妻が、医療従事者が現場でどんな思いをしているのか想像がつきにくいのは仕方がなく、院長が不安視するのも当然だと思います。しかし、これは院長妻の責任ではありません。

　はっきり言って、医療従事の経験がないことがプラスとなるかマイナスとなるかは、院長妻の気質にもよりますし、スタッフとの関わり方にもよるので、やってみないとわかりません。院長が求める"スタッフにとってよき相談相手"となれるかどうかも、院長妻本人次第ということになるでしょう。逆に、医療従事未経験のスタッフの気持ちがわかることもあると思います。

　院長をヒーローにして自分は悪役を務める…と疑問なく役割分担を

決めている院長妻もおられますし、言いにくいことを院長妻に言わせている院長に対して「スタッフは院長の言葉と判断を待っているので、院長は逃げないで向き合ってほしい」と悪役の役割に否定的な院長妻もおられます。

◎スタッフと摩擦を起こしてしまうのではないかという不安

院長あるいはコンサルタントの人たちが不安視するのは、院長妻がスタッフと力を合わせてやっていけるかどうか、摩擦を起こして院長の悩み事を増やさないか、ということにあります。しかし、街なかの食堂や店や工場など夫婦で力を合わせて従業員を雇用している事業所は多いので、それは関係ないと思います。

サポートの方法は違っても災いを生まず、妻にも負担すぎず、やり抜けるか、スタッフが妻を関わらせることでやりにくいと感じないか、院長は妻を巻き込む限り、スタッフと妻との対立を避けたいと考えますし、対立したときに自身も葛藤することが心配なのです。自分の妻には無理、うちの妻ならなんとかやりきるだろうなどの事前評価をされているのかもしれません。

しかし、夫は妻を、妻は夫を、社会的に冷静に評価できていることは少なく、想定外が起こります。また予想通りにいきません。

不安解消のポイント

これも状況がさまざまですから一口に正しいことも解決策もありませんが、不安視されたことを的中させないポイントがあるとすれば、

・スタッフに感情的にならない（アンガーマネジメントについて勉強しましょう（参考図書2、p127））
・スタッフの前で怒りや行き詰まったことで泣かない（うれし泣きはよいと思います）
・院長には多角的な情報を発信（自分にある情報にも公平性があるか考えてみます）
・スタッフとうまくいかないときに、自分に責任がある、自分が悪いとしたらどこだろうと自責で考えてみる（つらいときも、納得できないときも）

・医療従事者のスタッフのことをよく知る（十分なコミュニケーションがとれているでしょうか？　事実誤認はないでしょうか？）
・まず院長のしてほしいと思っていることを必ずサポート。それから院長に頼まれていないことで意見があるときは指摘する（逆に院長が望まないのに、先読みしすぎて要らぬ手間をかけないようにすべきです）

など。

　このような状況でも、リーダー気質のある院長妻であれば、突然舞い込んだリーダーの立場を楽しむでしょうし、逆に荷が重いと感じる院長妻は、開業時にサポートしても、スタッフが育てばどんどん任せて家庭に戻ることを目標にするでしょう。サポート量を減らしてクリニックに問題なければ、理想的です。そして、リーダーの一人としてクリニックの一員となる院長妻には、多くの注意点と学びが待っています。

4 院長妻が不安視される背景

スタッフがなぜ不安に思うのでしょうか

事例 医療従事の経験なく、外来診療に参加

（スタッフ）「えー！奥さんと一緒に働くの？やりにくいわ、気を遣うわ！ミスとかしたら叱られるのかな？」

スタッフのよくある不安

◎**お互いにやりにくくなるという不安がある**

　これは容易に想像できます。院長妻自身も「スタッフは自分が入ることでやりにくい、と思うんだろうな。業務も私にできるのかな？」と思うかもしれません。どちらの側も心配で当然です。この対策もむずかしいですが、こんな考え方はいかがでしょうか？

不安解消のポイント

◎**頼まれることを待つのではなく自ら積極的に加わる**

・心配事を出し合って、誰が何を不安に思い、どんなことが起こってほしくないのかを知る（想像するところを少なくするとすこし楽になると思います）

- 「奥さまだから頼みにくい」、「言いにくい」に対する何らかの対策をたてる（例：スタッフからのホウレンソウ（報連相）を待つのではなく院長妻側からどんどんホウレンソウしていく）
- 院長にとって「妻だからスタッフより頼みやすい」、「言いやすい」ということを自覚しておく
- 患者接遇においてのお手本となる
- スタッフは院長妻を注意してはくれない、注意しにくいことも自覚しておく
- 勉強する姿勢を示す→学んだことはスタッフと共有する
- コミュニケーションについて学び、技術を身につける
- 業務のルールを自分だけで決めない
- スタッフと張り合わず、自分よりできるスタッフを育てることを目標とする（院長妻よりできるスタッフの存在が、院長妻の慢心を戒め、院長の評価を公正なものにすることになると思います。院長が妻ばかり評価し、院長妻が院長の意見がすべて正しいと考える組織では、活き活きした意見の出やすい風土は、生まれにくいのではないでしょうか）

　以上、むずかしい状況かもしれませんが、院長妻がスタッフと一緒に働き、時間や忙しさを共有することが、つながりや仲間意識を生むことになり、チームビルディングの手法（参考図書2、p127）としては説得力があると思います。

◎同じ業務をするからこそ院長との間をつなぐ役割が果たせる

　時流に合わせたマネジメントという考え方でいくと、旧来のリーダーと新時代のリーダーは違ってきています。新時代のリーダーはコネクティングリーダーというそうで、"つなぐ"がキーワードになっています。"つなぐ"という役割を果たすのに、同じ業務をやってみる、経験してみることは大切なのではないかと思います（ですが、ほかにも方法はあると思いますので、同じ業務をする予定のない・していない院長妻のみなさんは、元気をなくさないでいただきたいと思います）。

 5　現場に入るときの心構え

院長妻に
どんな心構えが
必要ですか

　院長妻によってはクリニック経営に関わることへの向き不向きはあると思います。医療従事経験のある妻たちのほうが向いているかというと、専門職の業務の把握などは早くなりますが、先入観があるため、かえってやりづらく、また経営には素人といえますので、いちがいには何ともいえません。
　不向きとされることも学ぶことによって克服されることもあるでしょう。院長の妻を意識するとき、まずこんな視点（心構え）をもってみてはどうだろうと思うことについて、私が今までいろいろな院長妻のみなさんと接した経験からお伝えしたいと思います。

経営に参加するなら
必要な"10のチカラ"があります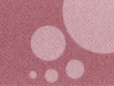

　私は最近、院長妻の集いで
【マネジメントを通して身につけてほしい10のチカラ】
をご紹介しています。
　これは、私がかつて医療接遇プロ講師養成講座のなかの次世代リーダー研修で教わった小山美智子さん（C-plan（株）代表）の教えで、とても大切と感じましたので、小山さんの許諾を得て引用し、院長妻の立場に置き換えて考えてみたものです。これらのチカラは、この本のなかで何度も出てきます。

どのチカラも心構えのなかに入れておいてもらうとよいと思います。

①許容力

「患者さんに対しては〇〇すべき」、「スタッフは院長に対して〇〇であるべき」など、院長妻のなかに今までの人生経験を通じて習得してきたいろいろな価値観があります。そして、「やっぱり"〇〇すべき"という方針、理念はあったほうがよい」と思っているうちに、「"〇〇すべき"をしない人が許せない」という思いも大きくなります。

この"私とは違う"、"許せない"範囲をなるべく小さくし、「私とは違うけれどそれもありだ」と、許せる範囲を大きくとれる人になっていけたらよいと思います。患者さんやスタッフや院長との"共有"を"許容"につなげていくことが私にとっての目標でもあります。"ブレずに許容"することはむずかしいことですが、大切なことだと思います。

②感情安定力

スタッフが、何が理由かわからないけど話しかけても返事をしないほど、不機嫌を表現をするときがあります。この不機嫌、かなりチームに大きな影響を与えます。

振り返って、院長も院長妻も、どんなときも不機嫌を見せないよう、感情表現に気を遣う必要があります。"リーダー不機嫌ミスのもと！"です。リーダーが不機嫌でいると、クリニックの部署内外のホウレンソウ（報連相）が激減し、アクシデント（事故）・インシデント（ヒヤリハット）の原因となります。いつもご機嫌でいなくてはいけません。

業務の一つにぜひ"ご機嫌でいる"ことを追加なさってください。

③率先垂範力

いうまでもなく率先して物事を行い、模範を示すことです。

スタッフとのやりとりには、困難を極めることがたくさんあります。「早出をつくろう」と提案すると、「まず院長妻も早く出るべきだ」と反撃されたり、クリニック前の清掃を当番にしようと提案しても、結局、院長妻がやりはじめて数年しないと定着しないこともあります。私は過去に、クリニック前の外回りのゴミを拾い続け、雨や冬の日に側溝

の掃除を続けた結果、スタッフから「私たちも手伝います」と言ってもらったことがあります。これも挫折しそうでなかなかつらいのですが、率先することでスタッフの心を動かすことがあります。

④まわりを巻き込む力

　一人では解決できないことでも、まわりの人のサポートを得たり、大勢で考えることで、問題解決したり課題達成したりできることがあります。クリニック経営者であれば、税理士さんや社労士さんやコンサルさんの力を集結することはできても、ともに外来診療に携わるスタッフを巻き込んで戦略を練ることには消極的になりがちです。

　まわりの人、おもにスタッフや業者さん、そして患者さんに助けてもらってこその院長妻であり、クリニックだと思います。周囲からサポートされているという自覚をもって、意識して巻き込んだメンバーに力を発揮してもらう土壌をつくる力も必要となってきます。

⑤コミュニケーション力

　これはどんな人にも必要な力だと思いますが、言葉力や質問力、承認する、アンガーマネジメント、コーチング、アサーションなどいろいろなコミュニケーションがあります。患者さんに対する接遇もほとんどがコミュニケーションです（参考図書2、p127）。スタッフには何を言うかよりも誰が言うかのほうが聞く方にとっては大切である場面や、言いにくいことを伝えるということも頻繁にあります。学びと意識、そしてトレーニングあるのみです。

⑥即答力

　クリニックで、質問を受けたとき、いちいち上司に確認しないと回答できないスタッフを見ます。もし院長妻が「この程度の質問だったら自分で考えられるだろう」と思える質問にも、いつもいつもすぐに回答できず保留にしていると、どう思われるでしょうか。

　判断がむずかしかったり、院長に確認が必要なこともありますが、把握している、理解していることで即答できるものもあります。判断の責任を背負いたくないから即答を避ける、いつもはっきりしない、

また保留にしたままということを積み重ねていると院長妻へのホウレンソウ（報連相）はどんどん減っていくと予想されます。スタッフが困っていれば、即座の判断でサポートする必要があります。

⑦自己肯定力

　現代では、ハラスメントは上から下に向かうだけでなく、スタッフから院長妻や院長に向かうこともあります。院長妻がスタッフからのいじめにあい、うつ傾向になられたケースや、つらくてクリニックとの関わりを一切断ち切られたケースもあると聞きます。

　スタッフが集団で院長妻をスケープゴートにしたとしても、揚げ足をとっても、批判したとしても、ブレずに病まずにいるためには自己肯定力が必要です。院長妻の存在を誰とも比べない、誰と同じでもない、たった一人の大切な独自の存在、そこにいてよい、存在を認めてよいのです。院長をサポートできるのは妻一人。自分を否定なさったりしないでください。そして、自分を肯定できるリーダーがまたスタッフを肯定できるのだと思います。

⑧覚悟を決める力

　もし、クリニック経営に関わることになれば、この「覚悟を決める力」を何度も試されることになります。しかし、院長妻も人間ですし、成長途上にあって、経営者としてはよちよち歩きです。おまけに夫が決意した開業であって、院長妻には決意する間も与えられず、いつの間にかズルズルと引き込まれてしまうのですから、最初から覚悟を決められる院長妻なんているわけがありません。しかし、時間の経過、経験の積み重ねとともに、小さな場面でも大きな場面でも覚悟を決める必要は出てきます。

⑨創意工夫力

　開業したてのころは借金いっぱい、根性もなく、スタッフとの信頼関係の意味もよくわからないという環境です。が、患者数が増えると状況の変化に対応する必要性が出てきて【ヒト・モノ・カネ】の3資源を与えられたなかでアイデアを出すという力が必要になります。院

長妻が率先して工夫しアイデアを出すことでスタッフの創意工夫力も向上していきます。すべての業務に改善は必要になり、改善のたびに創意工夫が必要になります。

⑩バランス感覚

　どんなことにも裏と表があったり、メリットとデメリットがあったりします。人は見ようと思うものしか見えず、聞こうと思うものしか聞こえないものですが、リーダーはどちらも一緒に受け取るバランス感覚が必要であると思います。たとえば、スタッフは人員が足りず、残業が増えると大変だと文句を言います。当然です。そこで増員すべく採用すると、新入職者の能力について云々しはじめます。

　新入職者は右も左もわからないので、指導による混乱は増員のためには通らなくてはならない道。未経験者を雇うメリット・デメリット、経験者を雇うメリット・デメリット、これらはどちらかだけを取る、ということはできないと知り、バランス感覚を身につけなくてはいけないのです。また、強く意見を主張するスタッフに惑わされず、その裏にいる黙っているスタッフの心中も想像し、確認することが必要です。

6 現場に入るときの心構え

院長妻だから
フルタイムで仕事しないと
いけませんか

無理をして健康を害すると意味がありません

現実に毎日フルタイムで勤務される院長妻は、おられますし、もちろん、そうであればスタッフに対し説得力が増すでしょう。

しかし現実的に考えると厳しいと思います。自宅とクリニックが離れたところにある、子どもさんが小さい、子どもさんの受験にサポートが必要、など。このような場合、フルタイム勤務はむずかしくなります。さらにお子さんを医学部進学に向けて英才教育を実施される家庭も多く、子育て時間は多く必要です。

このような条件のもと、無理をして家庭と仕事とどちらもこなそうとすると、健康を害することになりかねません。そうなると、逆に説得力に欠け、院長に負担をかけてしまいます。

フルタイム勤務しているから強い態度を打ち出せるわけでもなく、もっと自分らしい関わり方やスタイルを見つけ、スタッフに理解してもらえるとよいと思います。

スタッフは院長妻を滞在時間だけで評価しません

スタッフは、院長妻をクリニックでの滞在時間だけで評価したりし

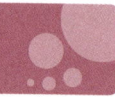

ません。夜の診察がある場合、「遅い時間はいつもいない」というような見方をされる可能性はありますが、それがすべてではありません。もちろん、いつも存在があれば一部の説得力は増しますが、それができない環境であれば、スタッフとのコミュニケーションを工夫し継続することで補えると思います。スタッフがいるからクリニックが成り立つという感謝も増すと思うのです。

スタッフにも少しずつ院長妻をとりまく状況や事情を知ってもらい、こちらから、"わかってほしいこと"をきちんと伝えていけばよいと思います。

クリニックにいてもいなくても スタッフへの感謝を忘れないことです

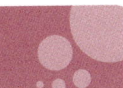

さらに、自分のいない時間にクリニックを院長とともに運営してくれるスタッフへの感謝の気持ちが大切です。そして、自分の不在時に大切な役割を担ってくれるスタッフを育てていくという考え方が組織を強く、盤石にすると考えます。

開業当初の1、2年は、家内労働で家族が走り続けることで何とかなりますが、開業生活が長くなるとライフイベントもハプニングも起こります。私は開業4年目くらいで自分の父を亡くし葬儀の日にクリニックを丸一日臨時休診にするということがありました。休診の準備や案内、父が亡くなるまでやその後、どんなにがんばってもスタッフの助けなしには成り立ちませんでした。助けてもらって感謝すること、そして、その感謝を思うだけでなく伝えることが大切です。

月1回の出勤では コミュニケーションを工夫します

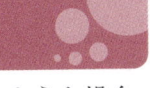

たとえば月に1回税理士さんが来られる日だけの出勤のような場合、とくに注意が必要なことがあります。
・たまの出勤日に、掃除のできてないところなどをいきなり指摘や注意をすると受け容れられにくいかもしれません。伝え方の工夫が必要です
・スタッフのなかの古参のスタッフ、好意を示すスタッフだけとの交流

になり、一部のスタッフとのコミュニケーションに偏る傾向になりがちなのでスタッフとの接触の回数や時間を公平にする工夫が必要だと思います

　コミュニケーション技術については、出勤の多い少ないにかかわらず、学ばれる価値はあると思います。

7 現場に入るときの心構え

どんな業務をして
どんな肩書が
よいのでしょうか

　正直なところ、院長妻にふさわしい業務や肩書きを思いつきません。
　看護師の院長妻であれば、「看護師長」、そうでない院長妻を「事務長」という考え方もあるでしょうが、私としてはしっくりしません。

院長妻だからしないといけない業務は決まっていません

　院長妻だから「○○しなくてはならない」という業務はなくて、強いていえば、「院長が求める業務」、「院長妻自身が必要であると思う業務」、「スタッフから求められる業務」のなかから整理整頓していくことが多いでしょうか？

　多くのクリニックを拝見していて多い院長妻の業務は、経理業務と人事業務でしょうか。あとは、現場である外来で勤務（受付・看護・検査・薬剤・リハビリなど）がスタンダードなものであり、守備範囲は広いといえます。

◎**経理**

　支払や記帳、領収証の管理や仕訳、入金、両替など。
　スタッフに任せる場合もあるでしょうが、どちらかというと妻や血縁関係者で固めるケースが多いようです。

◎**人事**

　給与・賞与計算や支払手続、採用面接への同席、スタッフ入退職に

関する手続き（社労士さんに委託すればしてもらえます）。

　人事評価をする場合は、社労士さんに考課表をつけてもらうわけにはいきませんし、スタッフとのコミュニケーションが必要になる業務も当然あります。

◎総務

　これが案外クセものです。スタッフのルーチン業務からこぼれているものすべてが対象となって、意外に多いからです。開業当初などスタッフの業務がはっきりしないうちは院長妻の出番が多く、私の場合、頻繁に100円均一ショップに行っては物品を揃えていきました。トイレットペーパーの買い出しは、ずっと院長妻の仕事というクリニックもたくさんあるようです。

　これらの業務をスタッフに任せたほうがよいのか、あるいは院長妻が続けたほうがよいのか、どちらもメリットとデメリットがあると思いますし、通販を使う手もあるので、お好きなほうでいきましょう！

　火災保険などクリニックで掛けている保険の更新などの把握や管理も総務業務になるかもしれません。

◎企画・広報

　一般企業にはたいてい存在するこの業務がクリニックには欠けていると思います。歯科は今や経営戦略が必要な時代で競争も激しく、このような業務を考えておられるクリニックが多いように思います。企画・広報については、スタッフに「やってください」と任せて自動的に立ち上がるものではないため、クリニックの数字について意識が高い院長妻の腕の見せどころになるかもしれません。

　患者さんへのお知らせも、休診案内やインフルエンザの予約受付などスタッフの思いつきで掲示するより、時期に応じて適切なものにするなど、戦略的であってよいと思います。

"何でも屋"として雑務をこなすことになります

　上記以外にも、とにかくカテゴリに入りきらない、いろいろな雑務がまわってきます。

　マニュアルづくり、パソコンのセキュリティソフトの更新管理、患

者さんからの頂き物の処理、勤務表の作成、来客応対など。それ以外にも院長の秘書業務（新幹線やホテルの予約、麻薬免許の更新や認定医の更新手続、学会原稿の作成など）など……。ここにあげているのはわずかで、あげればいくらでもあると思います。ちなみに円グラフは、開業4年目における私の業務割合です。

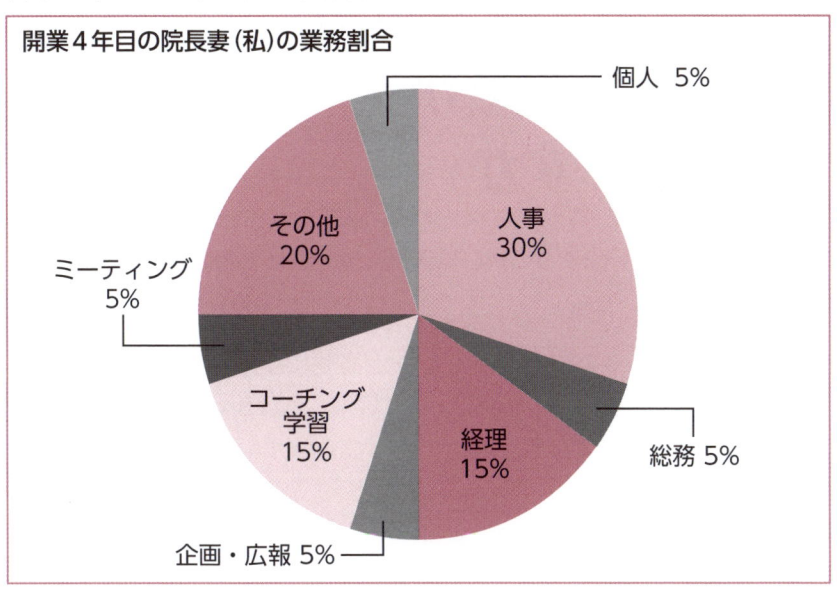

クリニックの事情やワクワク・ハッピーにできること、自分の得意なことから決めたらよいと思います

　上記にあげた業務は、すべてをスタッフに任せる、いや任せない、院長がする、など、クリニックによりどれを選択するかは自由です。

　医療専門職の院長妻の場合、受付・診療・看護など自分の専門業務と合わせて行うことになります。

　こうしてみると、本当に院長妻の業務にぴったりくる肩書を思いつきません。強いて言えば、"プロデューサー"、"統括部長"、"副院長"、"マネージャー"などが考えられるかもしれません。名前でもよいのですが、院長と同じ姓なのでややこしく、院長妻の旧姓で呼ばれる方もいます。いずれにせよ、それぞれのクリニックに合わせて考えられたらよいと思います。

8 現場に入るときの心構え

途中から入職の場合どんな注意が必要ですか

　院長妻という立場でなくても、どんな人でも途中から新しい職場に入るときにはいろいろな注意や心配りが必要になるかと思います。
　そこで、私の経験から、自分なりに注意しておいたほうがよいと思われることをランダムに箇条書きであげてみます。

- 仕事と先輩を選り好みしないこと
- とにかく言われたことをやってみること
- クリニックのこれまでの経緯・現在の（先輩の）業務方法を否定しないこと
- プライドを捨て自分の苦手なことをさらけ出すこと
- 「えらそうにしても偉くない、バカにされてもバカじゃない」（天才バカボンのパパのセリフですが）という態度に徹すること
- 院長は偉い扱いだから院長妻も偉いと錯覚しない（妻が医師の場合の議論は置いておきます。院長が立派で人格者であればあるほど院長妻の行き届かなさは目立つのかも。そして院長は医師という一般的アドバンテージがありますが、院長妻はハンデをもっての出発です）
- 年齢に関係なく、以前からいる人は先輩
- "改善"などの提案などは、仕事ができるようになってから、コミュニケーションがとれるようになってから行う

- ✓ 積極的に業務をこなす
- ✓ ミスは必ず謝る
- ✓ なるべく職場のみんなを好きになる、なろうとする（スタッフは院長（夫）のサポーターです）
- ✓ スタッフの力を借りること。甘えることも甘えを受け容れることも必要と認識すべし
- ✓ "患者さん第一"であること。そこからブレない
- ✓ 冷静であること
- ✓ 必要以上に院長妻の顔色をうかがい、機嫌をとるなどの行動の多いスタッフの言動や行動に心を奪われすぎないこと（院長妻の行動・言動に過敏なスタッフの反応に振り回されないこと。私たちが思うほどスタッフは院長妻を気に留めておらず無関心）
- ✓ アンガーマネジメントやアサーショントレーニングなどコミュニケーションや人の気持ちに関する学びを多くする（参考図書2、p127）
- ✓ スタッフも自分も「誰かの娘」で、「誰かのパートナー」で、「誰かの母」であることを忘れず大切にすること。院長妻もスタッフも同じように大切な人
- ✓ 物事にはメリットとデメリットが同時に存在することを意識しておく。どんなに優れたエンジンでも排気ガスを出さずには走れないように、たとえば、統率力のある優秀なスタッフが、いつの間にかスタッフのリーダー格となって労働組合の代表のような存在になってしまうのはよくあること。これは、そのスタッフに裏切られたわけではなく、そのスタッフの資質がプラスになるときもあれば、マイナスになることもあるということで、その二面性を受け容れなければならない

　まだまだ沢山ありますが、"院長妻"に限らず一般的な中途入職の注意事項と同じです。

9 現場に入るときの心構え

専業主婦から入職するときとくに留意することがありますか

　今は専業主婦でも、以前は職業に就いていた経験もおありになると思います。子育ても一段落したから、夫の仕事を手伝ってみようかという気持ちから仕事復帰を兼ねたクリニックへの入職の場合もあるでしょう。

　専業主婦が入職するときの基本的な心構えは、「途中からの入職」の場合（8章参照）と同じです。

以前の勤務時代に比べ医療も時代も大きく変化しています

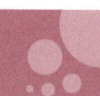

　以前勤めていた場合、どんな職業経験があったとしても（医療系であれ非医療系であれ）、専業主婦の期間、社会的ブランクが生じます。そのブランクの間に、時代は大きく移り変わっていることも考えられます。たとえば残業に対する考え方も変わってきていますし、医療機関であれば検査機器や感染対策などの手法が、目まぐるしく変わります。ことに医療は政策や学会ガイドラインがかなり変わります。ダメだったものが推奨されるようになったり、診療報酬や各法制度も知らぬ間に改正され、更新されていきます。

以前を忘れて現在の時代感覚で考えてみましょう

　専業主婦から中途入職の場合、とくに過去に職業に就いてた院長妻にとって、以前の職場の時代感覚とは違うこともあるようですので、「いまを知る」、「時流に合わせる」という対応や考え方があるほうが、クリニック組織のマネジメントはやりやすいように感じています。

10 現場に入るときの心構え

病院を退職して入職するときの心構えを教えてください

病院のあたりまえがクリニックでは通用しないことがあります

　医療職として勤務経験のある院長妻の多くは、クリニックではなく病院勤務で、その元職は、薬剤師、看護師、理学療法士、栄養士、臨床検査技師、診療放射線技師、医事課職員、そして医師など多岐にわたると思われます。私も病院に勤務する医療ソーシャルワーカーでした。

　どんな医療職であれ、病院を辞めてクリニック（夫のクリニックとは限らず）に勤めはじめると、どうしても気になることにぶつかります。

　それは、業務改善から医療安全、記録、教育、感染対策など病院であたりまえになされていたことが、クリニックでは実施されないどころか認識もみられないことです。「びっくりしてイラっとする」、「まだその段階？…」と思わず突っ込んでしまいそうです。

未経験者に医療を一から手ほどきする気構えがいります

　そのため、病院で医療を経験した院長妻は、スタッフに対し「基本的なことを伝えなくては」と思える場面に出くわします。感染対策やリスクマネジメントに対してあまり認識がなく、事故報告書を見せてもらおうとすると、スタッフに「（院長妻に）叱責されるのか」と勘違

いされる始末です。

しかし、それもそのはずです。たいていのクリニックでは、これまでリスクマネジメントについては積極的に活動しておらず、スタッフも教えてもらってなかったので、知らずにいて当然です。

クリニックを運営していくことは、"未経験の方に医療を一から手ほどきすること"なのだと思います。経験者の採用という手もあります。病院経験者だと、同じ思いをして孤立する、もしくはみんなを巻き込んで組織風土を好転させてくれるかもしれません。

教えてないことを「できない」と叱責しないことです

したがって、病院からクリニック勤務にシフトしたとき、イラっとする前に留意していただきたいのは、「教えていないことができないと言って叱らないこと」です。もちろん、「教えられたのにできていないこと」には叱責も必要です。

今の時流に乗り遅れないことです

また、9章でも述べたのですが、"時流"に乗れない人は、要注意です。医療ソーシャルワーカー（MSW）の私は、クリニックで働き出したとき、「えっMSWを知らないの!?」と思って、びっくりして、行き詰まり、ものすごく不快なスタートとなりました。よく考えると今どきMSWも知らない医療職がいるなんて、時代遅れも甚だしいと思います。でも、説明して知ってもらえばよいだけです。スタッフから学び、スタッフに知ってもらうのです。

病院とクリニックは別機能であると留意しておきます

ここでいえるのは、「病院とクリニックはまったくの別物」ということです。病院とクリニックの機能は異なります。

そこを留意したうえで、院長と院長妻が考えるクリニックをつくっていけばよいと思うのです。

11 現場に入るときの心構え

やはり院長妻が経理を担当したほうがよいのでしょうか

自分の事情に合わせて考えてみるとよいと思います

　なぜか一般的に「お金は身内が扱うもの」と思われているフシがあって、当然のように院長妻が経理をすべきと考えられることが多いのだろうと思います。院長自身が担当されていることも多いです。
　しかし、私が思うには、「自分の好きにすればよい」のです。院長妻が担当しなければ、他の誰かが担当することになるので、どうにかなるものです。院長妻が担当することが望ましいと考えられる理由は、情報が漏えいしないようにということだけではないでしょうか。他人に任せて思わぬ事態になることも多いといえるのだと思います。
　経理を担当すべきかどうかを考えるポイントをあげてみます。

継承の場合は先代からそのまま引き継ぎが多いようです

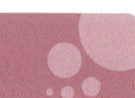

　先代の院長妻（姑）から経理業務について引き継がれることがあるかもしれません。
　姑が「経理は院長妻の仕事であるべき」という考えの場合は、ひとまずそのまま引き継いだほうが摩擦が少なく無難です。夫である現院長もその文化の元に育っているということになるでしょうから、姑が

言う"○○すべき"は夫も"○○すべき"と思っている可能性が高いです。

経理を担当すると税理士さんの話が理解しやすく良好な関係を保ちやすいこともあります

　経営のキーマンの一人である税理士さんとは、税務調査や確定申告などでは定期的なパートナーシップが必要ですし、法人化をするときの手続きなどでは、とくに強いパートナーシップが必要となります。

　もし、院長妻が経理を担当されない場合、税理士さんとのパートナーシップは形成されにくいということにもなりますが、院長自身が税理士さんとパートナーシップを築いておれば、とくに困らないかと思います。要は、院長のスタンス次第です。

社会保険に関してスタッフの質問にも対応できます

　顧問の社会保険労務士がいない場合、雇用保険や健康保険などスタッフの福利厚生に関わる業務（本来、人事業務ですが経理にまとめられることが多いので）は、当然ながら自家対応ということになります。スタッフの数にもよりますが経営者である院長が対応するには時間をとられる業務になります。制度の改正などで社会保険料が変わるときなど、スタッフから質問が出てきた場合、院長が十分に理解できていて対応できればよいのですが、対応できないと、スタッフとの信頼関係に何らかの問題を生むことがあるかもしれません。

事務長を置くという選択肢もあります

　経理ということではなく、クリニックにきちんと事務長（あるいは事務長的存在）を置くのも一つの選択肢です。配偶者のいない院長なら"必ず"といってよい選択だと思います。

　事務長には、当然、経理事情を把握されることになります。へたをすると不正の可能性も出ます。

　身内ではない事務長の雇用は迷うところですが、不信感ばかりでは話が前進しません。

12　現場に入るときの心構え

スタッフと同じユニフォームを着たほうがよいのでしょうか

院内のドレスコードがあればそれに従います

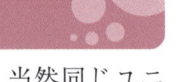

　院長妻も外来の一スタッフとして勤務に就く場合は、当然同じユニフォームを着用すべきと考えます。
　クリニックに身だしなみのルール（マニュアルなどのドレスコード）があれば、そのルールに合わせた身だしなみをしなくてはいけないと思います。

患者さんの目に違和感がないことが優先されます

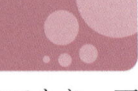

　患者さんの前では、ベテランスタッフも新入職者もプロであり、両者の区別はわかりません。院長妻もまた同じです。
　このことを考える際に必要なのは「スタッフがどう思うか」ということより「患者さんに違和感がないように」ということを優先することが大切です。つまり、患者さんの目に触れるような場で仕事をする場合は、患者さんに違和感をもたれないようにすることです。つまり、ユニフォームを着るのも一つの方法です。

患者さんの目に触れないときは仕事内容に合わせます

　患者さんの目に触れないようなところ（バックヤード、事務室）で仕事をする場合、施設によっていろいろ事情は違うと思いますが、私は普段着を着ています。スーツなどビジネススタイルというわけでもなく普段着を。

　これは、どうしても"なんでも係"とならざるをえないので、デスクワークだけというわけにはいかないからです。突然ほこりだらけの段ボールを高いところからおろすような作業や、机の下にもぐって何かを探したり、掃除をすることになったりします。したがって、汚れてもよい普段着となっています。それが正しいのかどうかもわかりません。

どんな服を着ても批判の対象となることもあります

　クリニックに出入りするときの院長妻の服装や装飾品についてのご質問をいただくこともあります。私は、これには正しい回答はないと思います。好きな格好で着たいものを着て奥様らしく過ごしてほしいとも思います。ただ、スタッフに禁止していること（たとえば爪を伸ばすことやネイルアート、明るすぎる髪の色）はしないほうがよいと思います。

　何をやっても何を着ても何らかの批判を受けることはありえます。その覚悟だけは必要です。そして、その批判に心の大部分をさく必要はありません。服装を批判したいのか、日常の関係性への不満か、あれこれ想像できますが、事実だけを捉えておきましょう。

13 現場に入ってから
医療の専門職について あらかじめ学んでおくと よいでしょうか

　専門職について考えるとき、このような場面を想像されてはどうかと思います。

専門性のスキルだけで 評価を決めることはできません

　看護師は、人員配置の基準で看護料を算定できる病院であれば、当然ながら存在意義が重要視されます（実際にとても大切な存在です）が、外来ではどんなに看護師を配置しても、存在だけではどの診療報酬も算定できません。とはいえ、処置や点滴、指導管理など看護師ならではのスキルはとても重要となります。

　ただし専門性が高いというだけで決める評価は、クリニックにフィットするものではありません。通常、"専門職"とは考えられていない受付職の場合でも、評価はスキルとマインドを別立てで考える必要があります。当然ですがクリニックのスタッフはスキルだけでコミュニケーション能力が低いと成り立たず、逆にコミュニケーション能力だけが高くスキルがなければ治療効果を上げることはできません。

スタッフは「専門資格への誇りを知ってほしい」 と思っています

　私たちは一口に「ナース」と呼んでいますが、保健師・助産師・看護師・

准看護師・認定看護師と資格は多様で、それぞれ棲み分けがあるともいえます。それぞれの専門職には、自分の資格についての誇りもあり、それぞれの関係にはデリケートな面もあります。したがって、医療専門職ではない院長妻は、各職種の専門性、やりがいや大切にしてほしいところを知っておくと、スタッフと共感できる事象も増えます。理学療法士・柔道整復師・放射線技師・視能訓練士や医療事務などの民間資格などについても同様です。

各職種の専門性とやりがいを知れば共感が生まれます

　私もかつて病院で、医療ソーシャルワーカー（MSW）として医療相談業務という活躍の場がありました。一応、社会福祉士という国家資格とケアマネジャーの資格ももっていますが、クリニックを開業してのころ、この資格のことがスタッフにまったく理解されず（あたりまえなのですが）、スタッフに対して不満をもち、何度も寂しい思いをした経験があります。スタッフが自分の資格を大切にしてほしいと思う気持ちを私たちクリニック経営者も大切に思うことが必要で、そこから共感が生まれます。相手の気持ちに"寄り添う"ことが求められる時代です。

　さらに、専門職がいることでまた獲得可能な診療報酬を理解しておくことで、チームビルディング、人事マネジメント、などにも役立つと考えておいてよいのではないでしょうか。

医療のことがわからなくても院内の業務に興味をもつとよいと思います

　院長妻（医療経験者の妻も医療と縁がなかった妻も）という立場のせいで、なぜか知り合いから病気についてのアドバイスを求められる機会が多いと思います。しかし、実際には、院長妻よりスタッフのほうが、毎日の診療の中で、院長とさまざまな患者さんを共有し、どんどん病気や症状について触れ、考える機会も多いので、よく知っています。院長が最も悩むのは治療効果の出ない患者さんの次の治療プランですが、スタッフはそれにもいち早く気づきます。院長妻も自分が

直接関わらなくても、院長がどの疾患を得意とし、その治療にスタッフはどう参加し協力してくれているのか、興味をもつとよいと思います。

知識を身につけるにはインターネット、ツール、パンフを使うとよいと思います

　知識を身につけようとするなら、たとえばスマートフォンのアプリやインターネットを使って情報に触れるのもよいかもしれません。これらの情報は、それこそネット上にあふれるほどあり、正しいもの、誤っているものを選別する必要がありますので、どれを読めば全体的な把握ができるかは夫である院長に尋ねるとよいと思います。疾患や薬について動画で説明してくれるツールもありますし、薬品会社の患者さん用に作っているリーフレットもたいへんわかりやすいものが多いと思っています。未経験スタッフが受付に入職するときも、これらのツールを紹介し、製薬会社のパンフを利用して疾患について読み合わせするなどの研修もしています。

日常診療のなかでスタッフと共に学べば知識が身につきます

　大事なことは、自分が知らなくても、スタッフと一緒に学んでいくことだと思います。そうすることで、スタッフも自分自身も知識が身についていくと考えています。スタッフと共に学ぶことで知識がなくてもサポーターになれます。

コストを重視するなら診療報酬にも興味をもちましょう

　医療事務＝診療報酬のことについて知っておくべきか、というご相談もよくいただきます。
　レセプトの返戻や減点・診療報酬については院長妻がどの程度関わるかという点は、それぞれのクリニックで違うとはいえ、クリニックのお金を預かる立場で関わるということが多いのではないかと思います。

ムダな残業やコスト削減を熱く語るなら、収益である診療報酬について何もわかっていないのではバランスに欠けているという印象をスタッフはもってしまいます。
　1ヵ月みんなでがんばってきたことが、レセプトという1枚の請求書になるわけです。ですから、これに関心をもって、請求漏れがないか、過剰請求がないかと確認するのはもちろんのこと、返戻やレセプト単価について悩める事例があれば、院長やスタッフと一緒に悩むようになれるとよいと思います。

診療報酬についてスタッフと共に学ぶ風土をめざします

　レセプトは、自分が知っている範囲で仕切らず、外部の専門家に任せることがおススメです。一人のスタッフにレセプトを任せきりにして強気に権利を主張されることを防ぐこともできますし、クリニックのレセプトに第三者の見解を入れることは改定時期などの対応にも翻弄されません。というものの外部も絶対ではありませんし、スタッフにも診療報酬について勉強してもらわねばなりませんから、ツール（書籍、インターネット、先輩？）を使って、関わる人が共に学んでいくという風土になるとよいと思います。

資格より知識をもつことが役立ちます

　開業前に医療事務関係の資格を取りに行ったり、講座を受けに行ったりすることはそれほど重要ではないと私は考えています。医療事務の資格は外来より入院コスト重視であり、外来のコストに関して、診療科目ごとに詳細に指導する講座はなかなかないようですから（ちなみに「医療事務関連資格をもっている」というスタッフも実務経験がなければ、あまり実務上の期待はできないと思います）。それより保険制度や自費診療に関する制度的理解などのほうが必要だと思います。協会けんぽ・国保・後期高齢者・助成制度・生保・介護保険・自賠責・労災・検診などの知識はもっておくとよいと思います。

医療職のプロ意識とプライドを尊重しましょう

　ある院長妻の方から聞いたお話です。その方は、医療従事の経験がなかったのですが、クリニックに関わりはじめたばかりのころ、院長を含めて医療の専門的なことにまで口をはさむようになって、院長に激怒されたという経験があるそうです。

　医療の世界は、ご存知のように、いろいろな専門職の分業であり、それら職種がチームとなっています。それらの職種の間では、たとえ医療従事者であっても他の職種のことに口を出すことができない領域があります。うっかりその領域に踏み込むと、思わぬ大きな反応を受けることにもなります。

　専門職のスタッフに対して医療のプロ意識とプライドを尊重することが大切です。

14 現場に入ってから

経営に関わりはじめて業務に慣れないうちはどうすればよいでしょうか

初めのうちは慣れるまで試行錯誤の繰り返しです

　開業とともに、クリニックの経営が早く軌道に乗るよう経営に携わろうとする院長妻も多いと思いますが、それまでに経験したことのない実務に慣れるまで試行錯誤の繰り返しになるのではないでしょうか。自分でも早くいろいろなことに慣れたいとの思うのも当然のことです。なかには夫である院長を"（医療しか知らない）世間知らず"と考え、「自分がしっかりしなくては」と力んでおられる院長妻もいます。

他院の経験談や情報はこれからの道しるべになります

　慣れないうちは、コンサルタントに相談に乗ってもらったり、同じ立場の他院の院長妻の方の話を聞くのも心が落ち着くと思います。患者数が増えない悩みは打ち明けにくいかもしれませんが、その道を通ったクリニックが必ずあります。クリニック経営に関する情報は、取捨選択できさえすれば、多いほうがよいかもしれません。

　実際の経験に基づく話や情報は、参考になりますし、これからの道しるべになるでしょう。

聞くだけで行動に移さないのは失敗もなく成功もありません

　不慣れなうちは院長にいろいろ聞いて熟慮はすべきですが、そこから実行に移さなければ、失敗もなく成功もありません。情報ばかり増えても実際の体験が伴わなければバランスが悪いものになります。行動に移すときは、いきなりはじめるのではなく、スタッフにも相談や協力をもちかけてからはじめるほうが、スムーズだと思います。

コンサルさんはどう行動すべきかまで教えてくれません

　コンサルさんから、経営について「こうすればよい」というアドバイスを聞いても、いざ"行動に移せない"院長妻の方が多いと聞きます。コンサルさんに尋ねても、どう行動すべきかということまで教えてくれず、たどりつけないことも多いからです。慣れないうち、他の院長妻はどうしているのかを知りたくなるものです。ロールモデルがあると、自分のスタイルも見つけやすいのではないでしょうか。

勇気づけながら行動化を支援してくれる力を借りてはどうでしょうか

　とはいえ、協力者もないなかで、新しいやり方の導入などの行動は、不安や躊躇する気持ちもあって当然です。そんなとき、そっと背中を押してくれる、共感のうえに目標設定を手助けしてくれる"コーチング"技術をもった"コーチ"の力を借りることをお勧めしたいと思います。

　"コーチング"とは、現代のビジネスシーンや社会生活で採り入れられている、とても有効的な手法です。経営業績の向上やスタッフのモチベーションアップなど、さまざまな効果が得られます。

　「こうすればよい」とアドバイスを受けたことを行動に移せる力を与えてくれるのが"コーチング"だと思います（すこし他力本願ですが）。
・経営を学びたいけど一人じゃできない。何からはじめたらよいの？
・とりあえずはじめたけど、このやり方で合ってるのかしら？
・経営者からの働きかけにスタッフは不満げで、気持ちが萎える。こん

なことが続くのかしら

というよくある疑問のように、院長妻が抱える悩みを乗り越えるためにはまず行動です。その行動を起こすには、モチベーションを上げたり、共感をもってくれる人の力を借りるとよいと思います。私は、それがコーチングだと思っています。そこで、勇気づけてもらい行動化を支援してもらった体験は、スタッフ対応にも必ず活かされると思います。

　すべては、やってみなければわからないので、改善活動のPDCAサイクル（Plan → Do → Check → Assesment）でいけば、"Do"をもっと重要視して、PDDDDCAくらいの配分を、身につけられるかどうかが大切ですし、クリニックマネジメントを充実してやっていけるカギになるのではないでしょうか。

15 現場に入ってから

ワークライフバランスはどうやったらとれますか

どこまでクリニックに関わるかで違ってきます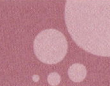

　仕事と家庭／プライベートの両立。このところよく聞かれるようになりましたが、むずかしいテーマです。看護師である院長妻の場合は、人材不足の折、どうしても看護師として勤務することを期待されますし…。「私は、クリニックの経営にはノータッチ」と言っていても、少なくともクリニックが軌道に乗るまでは、どこかで何らかの関わりが生じてしまい、それを避けることができなかったり、心配なので関わっておきたいという声もあります。

　院長妻のワークライフバランスを考えるとき、"ワーク"の部分、つまりクリニックへの関わり度からみてみたらいかがでしょうか。いろいろなケースをみてみたいと思います。

Case1：開業時には応援、落ち着くにしたがって徐々に退散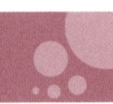

　まだ組織が固まっていないうちは、院長妻も重要な働き手として、また院長とスタッフの調整役として、役割が求められることも多いものです。しかし組織がだんだん落ち着いてきたら、すこしずつ距離を置くようにして、やがては院長とスタッフで回る組織をつくる。その後、

主婦業・子育て・自分のしたいことに専念するという選択も応援してもらえるでしょう。

Case2: 細く長くスタッフと関わり続ける

　家庭をメインにして院長の目が届かない女子組織のなかに入り、何となくアンテナの役目を果たすことも、きっと院長を助けることになると思います。週に1回、月に1回の関わりや宴会・イベントでの関わりが多いと思います。

Case3: スタッフの給与計算や経理仕事だけに関わる

　お金に関することだけは他人に任せたくないと考える院長も多いものです。クリニックに日常的に顔を出したくないけど、夫婦のつながりを大切にしたいので、院長のこのリクエストにだけは応えることにしている方もいます。もちろん、アウトソーシングにして、時間をつくることも可能です。

Case4: 夫（院長）と一緒にクリニックをつくっていく

　一方で、クリニックのマネジメントを院長共に二人三脚で一緒にやっていくというケースもあります。このようなケースでは院長の視座だけでなく、院長妻の視座という二つの価値観や考え方をもって、共に議論し、一緒に行動しながらマネジメントを進めていくことになり、院長にとって院長妻は経営のパートナーといえる存在です。

　クリニックについて真剣に考える人がたくさんいればいるほどよくなるに決まっています。「院長妻が口を出すクリニックはろくなことがない」という考え方をもつ専門家やスタッフは今なお存在するのが事実ですが、そんな方には「言わせておけばよい」と思っています。院長と院長妻の二人三脚のクリニックは、素敵だと思いますし、この二人以外に当事者はいないのです。

自らの生き方によって自分で決めればよいのです

　以上、例にあげたように、院長妻のクリニックへの関わり度はいろいろです。ワークライフバランスは、院長妻であってもなくても自己決定するものです。マネジメントに参画するには適性も大いに検討するべきでしょう。迷いながら生きるもまたよし、院長妻にも多くの選択肢があってよいと思います。

　院長妻がクリニックへ関わるうえで一番大切なことは、次のようなことだと思います。

> ◎自分自身の考え方、生き方を自分で選択すること（"やらされ感"は失敗のもと・不安のもと）
> ◎選択したその生き方が院長やスタッフに理解されるよう力を注ぐこと（理解されることは、スタッフの生き方も理解することになります）

どうせやるなら"やりがい"も感じたいものです

　そして、クリニックに関わるなら、"やりがい"もあったほうがよいに決まってます。しかし"やりがい"は、誰かが用意してくれることはありません。

　ある看護師の院長妻は、院長から「君にしかできない仕事だけをやってくれ」と言われるそうで、看護師としてのチカラのみ発揮してほしいということのようです。看護師としての妻に院長が大きな信頼を寄せてくれている事例なども、"やりがい"につながるのかもしれません。

　しかし、実際には、クリニックのマネジメントにどんな形で参画すべきか悩む院長妻も多いのも事実です。そんなみなさんに、さまざまなタイプを提案したいと、私が院長妻を応援する会社をつくったのも、そんな理由からです。

16 現場に入ってから

なぜ院長妻の健康管理が大事なのですか

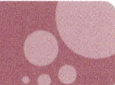

院長妻が体調を崩すと院長に余計な負担がかかります

　病気は突然やってくることもありますし、避けることのできない病気もあります。
　しかし、クリニックを順調に運営していくには、まず院長妻は健康でいなくてはいけないと思います。
　それは、院長に余計な負担をかけないためです。開業して、診療だけをしていたい、診療に集中したい院長にとって、ただでさえお金の心配やスタッフ事情に悩まされることは多いものです。そんなとき院長妻が健康を害する状態となれば、院長にとってさらに診療に集中できない状態が重なることになります。

体調管理ができないとスタッフへの説得力もなくします

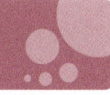

　さらに院長妻が頻繁に体調を崩していると、自分の身体の自己管理ができないスタッフへの説得力もなくなります。
　"リーダー不機嫌ミスのもと！"です。ある意味リーダーは、"健康で機嫌よく"を優先するだけでもよいと思います。院長妻は、どんなときもしっかり寝て、活気をもち、楽しく元気にご機嫌でいられる

よう体調管理が求められると思います（むずかしいとは思いますが……）。

まずは開業3年までがんばってみてください

　もし、健康に自信がなくずっと勤務するつもりがないのであれば、開業半年前くらいから開業3年くらいまで、夫婦で走り続けてがんばってください。3年目あたりから家内制手工業組織を卒業し、スタッフと共につくり上げていくという意識に変えて、無理を減らしていけるようになると思います。

17 現場に入ってから
他のクリニックの お話をうかがうには どうしたらよいでしょうか

他のクリニックに聞いてみたいことは たくさんあります

他のクリニックが気になるときって、どんなときでしょうか？
① スタッフの定着率が悪いとき
　▶ よそのクリニックのスタッフは続けていそう……こんなに辞めるのはうちだけ？
② スタッフを募集しても集まらないとき
　▶ 他のクリニックは応募がたくさんあるのかな
③ ミーティングが盛り上がらない
　▶ 他のクリニックはどんなミーティングやってるのかな
④ 他のクリニックの院長妻って、スタッフと仲良いのかな？
⑤ 看護師と受付の間に壁……他のクリニックはどうなの？
⑥ 採用のときみんなはどんな質問してるんだろう？
⑦ 研修ってしたほうがよいの？
⑧ 常勤・パートについての悩み
⑨ 患者さんって何人くらい来てくだされればよいの？
⑩ 院長は医師会や同級生や同門会で悩みを共有できるけど、院長妻にはそんな場がなく同じ立場の人とのつながりがない
⑪ 人事評価ってどうしてる？　社労士さんの言うとおりにみんなして

いるの？
⑫就業規則……みんなどうしてる？有休どうしてる？
⑬宴会どうしてる？
⑭よその院長妻は孤独じゃないの？
などなど、聞いてみたいことがいっぱいあると思います。

ひとまずは外に出て話を聞くきっかけをつくってみます

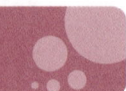

　というものの、こんなことを聞く機会と場がない。そもそもクリニックはどこでも割に閉鎖的で、見学をお願いすることも言い出しにくいと思います。

　でも、クリニックの中にだけいて心配事ばかり増やさず、ひとまずは外に出ていらしてください。

　保険会社の営業マンさん、お薬屋さん、インターネット、SNS、ママ友、税理士さん、社労士さん、弁護士さんなどいろんなところに話を聞くきっかけはあります。そんなチャンスを私自身も増やそうと「院長夫人ストレス削減教室」の開催や「院長夫人サロン」というSNSの非公開ネットワークをつくっています。

まずは、

・出かけて話を聞きに行ってみる

・思い切って質問する

・つながりをつくる

・見学を志願

・見学に行く

といった形で、心配を行動に変えてみませんか？

院長妻の集まりを探したり立ち上げるのもよいと思います

　あるいは、勇気を出して院長妻の集まりを探してみてください。最近は、"院長夫人"というキーワードで、医療関連団体や民間の経営団体で、院長妻たちを集めてセミナーがよく開催されています。「奥さま医業経営塾」、「院長夫人懇談会」などネーミングはさまざまです。そんな集まりに行くと、いろんな院長妻がいらっしゃいます。グループトークなどで交流する機会もつくってくださることが多いです。

　私自身、そんな院長妻のみなさまに同じ立場でのつながりや相談相手を見つけていただける場をたくさんつくりたいと、2012年から院長妻をサポートする事業をいくつか立ち上げています。

　集まりに参加しようとしても、予定がなかなか合わなかったり、気後れして参加しづらいこともあると思います。私にご連絡いただく場合は、EメールやSNSでやりとりすることも可能です。私自身は、関西にいますが、関東におられる院長妻の方と交流が続いて、とても助けられています。

18 現場に入ってから

院長とスタッフの間で板挟みのときどうしたらよいでしょうか

院長妻だから院長の思いもスタッフの思いもよくわかります

　院長を信じ、院長がいつも正しいと信じて疑わない院長妻がおられる一方で、スタッフに気を遣うあまりオロオロされている院長妻もおられます。

　私自身は、院長がスタッフに対して「自分の思いを察してさっさと動いてほしい」と思っているんだろうなという場面があり、同感するときがあります。でも、スタッフにすれば「そんな察し方なんて教わってない」と言いたくもなるでしょうし、そもそも教わってもできないスタッフもいるので、はなから院長の求めるレベルが高すぎるように思うときもあります。

　長年そばにいることで院長の指示や行動の意図や気持ちは理解できますし、院長の言葉足らずで現場のスタッフが混乱しがちであることもわかるので、毎日のように「院長とスタッフのどちらの思いもよくわかる！」と言いたくなります。

院長へ言いにくいスタッフのために仲介役も必要です

　こんな場合、これといった調整テクニックがあるわけではありませ

んが、私は、スタッフから「院長になぜ怒られたのかわからない」と相談されたときは、院長がなぜこんな指示を出したのか目的や気持ちを伝えるようにします。そこで「なるほど」と理解を得られたら、スタッフに「どうすればできるか」考えてもらいます。一方で、あまりにも現場が混乱していれば、その事情を院長に伝えて、院長に考え直してもらうこともあります。

　本当は院長とスタッフで直接話し合えたらよいのですが、スタッフにとって院長は敷居の高い存在のことが多いようで、スタッフ側から伝えること自体に大きな勇気が必要なようです（院長に正面から話ができるスタッフもいますが…）。そのために、どうしても私が仲介の役を引き受けてしまうことが多くなります。

　ただ院長の思いがあっての"院長のクリニック"なので、スタッフの事情をすべてを院長に押しつけることはできません。

　こんな場面で必要なのはコミュニケーション力なのだろうと思います。やはり組織づくり、チームづくりには対話が大切で、そのきっかけを院長妻が提供する場合もあってよいのではないでしょうか。

スタッフが声をあげやすくなる方法も必要かもしれません

　当院では、ミーティングをやめて、いろいろな委員会（業務改善委員会、新人サポート委員会、ルール定着委員会、集患・増患委員会、DC（ドクターズクラーク）ミーティング・快適プロジェクト委員会）をそれぞれ立ち上げました。その委員会では、スタッフの不満解消や環境改善をとりあげ、スタッフだけで話し合い自分たちの問題としてとらえてもらうことができたと思います。さらに、スタッフ個人としての意見ではなく委員会として話し合った結果を院長に伝えることで相談しやすくなったと思っています。

　ただ、こんな委員会活動ができるようになったのは最近のことで、実際には道のりは厳しいものでした。いきなり委員会を発足するのはむずかしいと思いますので、それぞれのクリニックでスタッフが声をあげやすくなる方法を用意することは必要なのかもしれません。当院の場合、当初、リーダーや主任だけを集めたミーティングをしていた

現場に入ってから

のですが、うまく機能せず、委員会に落ち着いたという経緯があります。

院長に反対意見を述べるときは院長の思いを大切にします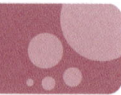

　院長と院長妻がいつも同じ意見であればあるほど、スタッフからの問題提示はしにくくなると思います。スタッフが言いたいことを言えずに我慢し、口を開いたときには退職を決意しているのではあまりに残念です。炎上する前に問題を把握し何らかの手をうっておきたいものです。

　ただ、院長も孤独です。院長妻が絶対に院長を裏切らない存在であり続けることも院長にとって大きなサポートです。したがって、院長の思いを察したうえで、反対意見を伝えることが大切なのではないでしょうか。ただ、できるだけソフトに、妻の解釈を差し引いた事実だけを真に迫るように伝える必要があります（むずかしいですが…）。

19 現場に入ってから

スタッフが急に休んだら サポートに 入るべきでしょうか

ルールがなく代わりが決まらなければ サポートの必要もあります

　子どもの発熱などでスタッフが急に休まざるをえない場合があります。開業して間がないころは、交代のルールも確立されておらず、交代を頼みにくいという人間関係もあったりします。

　他に交代可能なスタッフがどうしても見つからず、患者さんや院長に迷惑がかかるのであれば、院長妻が全力でサポートする必要があると思います。そして、出勤している他のスタッフの負担を大きくしないようにということも配慮する必要があるでしょう。

必要場面もありますが いつもサポートするのは大変です

　しかし、だからといって、院長妻もスケジュールをすべてクリニックに捧げられない場面があるので、スタッフ欠勤時に院長妻が代打の第一選択として定着するのは、大変すぎますし、避けられるように調整するのがよいと思います。

欠勤するスタッフ自身で交代要員を探すルールにします
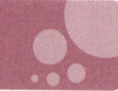

　現在、当院では、スタッフが急に欠勤しなくてはならなくなったときは、欠勤するスタッフ自身が交代してくれる人を探すルールになっています。うまく見つかれば、「交代する」という連絡を院内のメーリングリスト（クローズドなSNSでも可能です）で流します。しかし、見つからなければ、また新人の間は、私まで相談することになっており、スタッフが他のスタッフに交代を頼みづらいときに、院長妻が代わりに他のスタッフにお願いすることもあります（ただし院長妻の立場で強く出るのではなく）。

　このルールで今のところスタッフ自身が助け合う風土ができてきたので困ることが少なくなっています。

　しかし、クリニックの人材は不安定で、結婚が続いたり、出産や退職が重なったりすることがありますので、いつシステムが崩壊するかという不安は常にありますが、スタッフ自身も日常からよい人間関係を意識してくれることで成り立っているともいえます。もちろん、過剰人員はムダなので助っ人は院長妻で対応すると人件費は抑えることができる、という考え方もありますので、それは各クリニックの事情に合わせていただければと思います。

急な欠勤に備えて対応策を用意しておきます
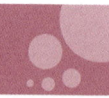

　開業間もないころは無理としても、スタッフの急な欠勤は常日頃起こりうることなので、その対応策をあらかじめ用意しておくとよいと思います。いくつか提案してみます。

◎条件の異なるスタッフの採用で休みが重なりにくくなります

　スタッフには、家族構成など条件が異なる人を雇用するとよいと思います。たとえば、小さい子どもがいる、大きい子どもがいる、ひとり親、独身といった感じとか小さい子どもがいてもサポート両親が近くにいる・いない、夫の休日が平日の家庭など。

◎スタッフ数に余裕があることで交代しやすくなります

開業時は、多めのスタッフというわけにはいきませんが、クリニックの経営状態に合わせていつまでも人件費がもったいないといわずに、交代を想定した人員を確保しておきます。看護師などで確保できないときは、診療助手枠をつくるなど、応援体制を検討しておきます。

◎**院長妻が看護師であれば交代要員になるのかを決めておきます**

　看護師経験のある院長妻は、スタッフの欠勤時などの交代要員とするのかを事前に決めておきます。

◎**スタッフ同士が気楽に交代を頼める関係づくりをサポートします**

　スタッフ同士の話し合いで交代を決める習慣ができるよう、代打で出勤してくれたスタッフには院長妻からも院長からも必ず「ありがとう」と伝えるようにします（院長が伝えてくれたかどうかを院長妻としては必ず確認するくらいで…）。また、頼みやすいスタッフに集中するような偏りがないようにも調整したり、ルールをつくったりします。

スタッフに自分の意向を話しておくと無理にピンチヒッターにならなくても大丈夫です

　私自身は、これまでユニフォームを着て外来に立ったことは一度もありません。スタッフからは、一緒に受付をしようと誘われたこともありましたが、自分には受付業務が向いていないと感じ、他のスタッフに迷惑をかけるだろうと思って実行しませんでした。習熟したスタッフが3人揃って退職したときには受付スタッフの一員になることを覚悟しましたが、残ったスタッフで何とか対応してくれたことがあり、それ以来出る幕がなかったという現状です。私にとっても、望んだ結果なのでスタッフには感謝しています。

　今は、通りがかりに番号札を整理するなど少しだけ手伝うだけでも、喜んでもらえますが、（戦力としては）期待されていません。スタッフにきちんと自分の意向を伝えておけば、院長妻が無理にピンチヒッターとして出なくとも、業務は回っていくようです。

20 対院長

院長と意見が食い違うとき反論してもよいでしょうか

情報や環境の違いによって意見が違うのは当然です

　院長と院長妻で意見が食い違う場面も少なくありません。もちろんそんな場合は、話し合いましょう。

　意見が食い違うのは、判断基準になる情報量や状況が夫婦でも異なっているからで、摺り合わせがむずかしいことも多々あると思います。考え方の違いで食い違うというのはあたりまえですが、たとえば、人事考課をめぐってスタッフの評価が異なるとき、あるいは、新しい医療機器を導入したい院長に対して会計を預かる院長妻が賛同できないとき、など入手している情報の量と質が同じであっても、置かれている環境によって意見が違ってくるのも当然のことです。

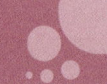

情報の違いを認め話し合った結果を共有しましょう

　感情的になってもめる前に、まず院長がもっている情報の量と質と院長妻がもっている情報の量と質に違いがあることを認めましょう。そのうえでそれぞれをよく検討し、質のよい情報を選択するという作業を院長と行い、結果を共有することが望ましいと思います。

　ただ、正直なところ、情報の質（信頼性や事実）を検討することは

むずかしいと思います。障壁があればそれに立ち向かいつつ、冷静に、できれば判断の根拠となるもの（新しい機器導入後の採算シミュレーションなど）を示してみて、感情を排した事実確認を整理整頓するイメージで行うことがうまく話し合うコツではないかと思います。

最終決定権は院長にあり判断を支持・支援します

お金についていえば、そもそも"院長のクリニック"ですので、先行投資としての機械の購入や、人員増などに関する人件費の投入など、院長自身の手で稼いだお金でなされる投資であれば、最終決定権は院長にあります。院長妻が院長に意見を述べるのはまったく問題ないと思いますが、院長妻の意見が採用されなかったとしても院長が下した決断を最終的には支持・支援することが大切だと思います。

院長妻の意見を反映してもらうには根拠ある説明が必要です

そして、院長が決断するにあたって院長妻の意見も反映してもらおうと考えるのであれば、決断の材料となる情報の質が高いこと、根拠があることであり、さらに、それらをわかりやすく、受け容れてもらいやすく説明できなければならないとつくづく思います。医師はエビデンス（根拠）を求めるものですから。

院長が正しく決断・選択できるよう院長妻がサポートします

院長は、診療の場だけでなく、マネジメントの場においても多くの決断・選択をしなくてはなりません。院長の決断・選択に誤りがないようにサポートするには、心理的なサポートに加えて、質の高い情報が院長に届くように心がける必要がありますし、これが院長妻の大きな役割でないかと考えます。ということは、私たち院長妻の耳に入るクリニック内の情報を分析したり、外部情報を入手したり、さらに取捨選択力も必要になってきます。院長妻も大変です。ウカウカしてはいられません。

それぞれの情報を整理すると摺り合わせができます

　院長と院長妻の意見の食い違いは、それぞれがもっている情報の食い違いによることがあります。

　こんな事例がありました。スタッフのBさんが「Aさんだけがミスしても院長に注意されない。公平に接してほしい」と言ってきたので、「それは問題」と考えて院長に確認してみたところ、「Aさんは他のスタッフの3倍も仕事を抱えてやっている。そのうえでのミス。他のスタッフは、Aさんにそれだけ仕事を押しつけていることを申し訳ないと思うべき」ということがありました。院長と院長妻がそれぞれもっている情報が違うので、意見も異なるわけです。

　このような場合、それぞれの意見を整理をすると摺り合わせに成功することが多いと実感しています。

"院長のクリニック"であることを認識すればスムーズにいきます

　どうしても意見が折り合わず、それが考え方の違いによるものであるとわかったとき、思い出していただきたいことがあります。それは、"院長のクリニック"であり、"院長妻のクリニックではない"ということです。これをはっきり認識しておけば障壁を乗り越えられると思います。また、"二人のクリニック"と考えられるクリニックでは、妻の立ち位置や意見を押し出す領域を検討されてはいかがでしょうか。

21 対院長

スタッフの問題を院長に相談したほうがよいでしょうか

経営に関わる事実情報は院長に集まるようにします

　院長妻であれば、診療に集中したい院長に「よけいな心配はかけたくない」と考えるのは当然だと思います。しかし、"院長のクリニック"であるという前提がある以上、院長の意見（＝現場の意見）を聞かずに院長妻自身では判断できません。私も自分の判断だけというのも自信がもてないのです。

　内容にもよると思いますが、院長が経営に関わってくるすべての判断を間違わないようにするには、事実情報は院長に集まるようにしたほうがよいと思います。事実誤認は失敗のもとです。

事実ではない情報で院長を振り回さないようにします

　そのために、院長に相談しようとする前にスタッフの問題の事実確認や程度の問題について、院長妻が事実情報を集める必要があります。

　院長に報告あるいは相談するようなスタッフのこととは、たとえば、次表のようなことがあり、日々問題発生といってもよいくらいです。

　今はとくに問題となっていないことについては院長に報告する必要はないと思われるかもしれません。でも、今後の状況変化の予測がで

表　院長に相談することの多いスタッフの問題例

悪い内容	良い内容
・スタッフ間の派閥による分裂 ・部署間対立 ・いじめと厳しい指導の見極め ・教育指導の進捗 ・新旧スタッフの交わり不足 ・嫉妬 ・スタッフ個人間の不和 ・休日希望問題 ・私たち経営者に対する不満の炎上 ・スタッフの家庭で起こっていること	・家を買うらしい ・彼氏できたらしい ・結婚するらしい ・家族で旅行に行きたいらしい ・研修に自分で行くらしい

きますから、院長との情報共有は必要ではないでしょうか。

　院長への報告で大切なのは、確認できていない情報（例：スタッフのフィルタにかかった話など）を"正確な情報"として伝えるべきではなく、事実ではないことで院長を振り回さないことかと思います。スタッフや院長妻の見解が不要なこともあるということです。

　確認できない情報を報告する場合、「確認できないので事実関係は不明」というコメントも加えるべきだと思います。

院長と院長妻はスタッフの問題を共有してよいと思います

　仮に、院長が診療に集中したいために人事マネジメントやクリニック運営に無頓着であるような組織だったら、院長ははたしてクリニック経営者として手腕を発揮できるでしょうか。そもそも診療にだけ集中したいのであれば、開業するべきではないといえます。すこしだけでも診療外に関わらざるをえないのが開業医です。

　院長に心配をかけまいという周囲の親切心？のおかげで院内のいろいろな問題から遠ざけられてしまった院長は、本当に大丈夫なのでしょうか。

　院長と院長妻はスタッフの問題を共有してよいと思います。院長→院長妻、院長妻→院長のどちらの場合もです。

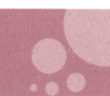

22 対院長

院長のスタッフ対応に疑問があれば指摘したほうがよいでしょうか

院長がスタッフに甘い／厳しいと思うことがあります

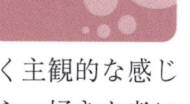

　甘すぎるとか厳しすぎるというのは、いうまでもなく主観的な感じ方によるものです。院長もそして院長妻も人間ですから、好きな者には甘く、嫌いな者には厳しいということはありうると思います。

　そのため、ここではスタッフ一人ひとりについて甘い／厳しいではなく、雇用している者に対する院長の考え方の甘さ／厳しさについて考えてみたいと思います。

疑問を感じたときが二人で話し合うきっかけになります

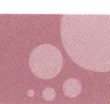

　院長のスタッフ対応が「甘い」、「厳しい」と感じたら、院長と話し合う必要があると思います。これは院長と院長妻のミーティングの絶好の機会になります。

　これをきっかけとして、院長妻は調整に入ればよいと思います。「甘すぎる」、「厳しすぎる」と感じても、院長が大きく感情的になっていることは少ないと思います。多くは、院長とスタッフが接する時間が少なかったり、システム的に評価できる環境ができていない、といったことが多いのではないでしょうか。

以下に当院で私が感じた事例（私の主観ですが）とその対策をご紹介しますが、きっとどこのクリニックでもあると思います。

甘すぎる事例

◎能力・成長幅が疑問視されるスタッフにも、昇給してやれという考え
▶「辞められると困るから」、「炎上がこわいから」という院長の考えも理解できるけれど、正当な評価はむずかしい。診察室で院長のそばで働くスタッフは院長には成長幅が見えやすいのですが、別室のリハビリ室で働くスタッフの成長幅は見えにくいので条件が違うと感じます。スタッフに対して甘いのか厳しいのかすら判断できません。

◎スタッフが休暇を求めてきたとき、簡単に承諾する
▶院長に直接「用事があるので休ませてほしい」と言ってきたとき、他のスタッフの都合を聞かないで、安易に許可してしまうことがあります。

厳しすぎる事例

◎院長が患者さんの待ち時間を意識し短縮しようとするあまりスタッフに求めるスピードレベルが高く、息切れするスタッフや疲労困憊するスタッフを見かけるとき
▶スピードは重要なので院長の気持ちは理解できます。長年勤めてくれているスタッフは患者数が少ないときからだんだん多くなっていくプロセスを経て鍛えられてきました。しかし最近加入したスタッフはいきなり怒涛の忙しさのなかで、全速力で走り続けなければならないわけで、つらいのではないかと心配になります。

◎院長の次の行動・診療を察して（予測して）スタンバイしてほしいと院長が望んでいること
▶これも院長の気持ちがよく理解できます。理解できるものの言葉を使っての詳しい説明もほとんどなく、院長の気質や診療スタイルに共感できているかもわからないスタッフに、先輩スタッフの指導と観察だけで、先読みができるようになり、予測して動けるようになり、院

長のほしいと思うものが渡せて、居てほしいところに居るなど不可能だと思っています。確かに予測ができるスタッフもいますが、細かい指導もないまま、できないスタッフにイライラするだけでは厳しすぎる、と思って見ています。

院長と院長妻が見ている状況が違うのでスタッフ評価が一致しません

院長妻からみて、甘すぎる／厳しすぎると感じたら、院長と話し合うのももちろん大切ですが、院長が見ているスタッフと院長妻が見ているスタッフは状況も環境も違っており、お互い見えるところの情報で判断するしかないのですから、解決はむずかしいと思います。

スタッフ評価は感情の入らない公平な基準を用意します

ですので、感情が入らないようシステムで解決できることはないか考えることにしています。昇給についてであれば人事評価制度の導入を検討してみます。とかく気をつけていても自分にとって都合のよいスタッフかどうかで判断しがちです。

スタッフを見ていて、スキルは高いがマインド面での目標共有がしにくい、心配りは行き届くがスキルが高いわけではないなど、私としては平均点が高いと思える人は少ないように感じますので、やはり誰の目にも公平な評価基準を用意し、スキルとマインドを別々に評価し育成する必要があると思います。

スタッフは院長の対応をあまり気にしていないこともあります

意外なことに、スタッフに対して院長が厳しいのじゃないかと思っていたことも、実際にスタッフに聞いてみるとあまり気にしていなかったりすることもあります。院長妻が甘い／厳しいを感じたとしても事実確認は本当に大切です。そうこうするうちにスタッフも育ってくれます。

センスがよく、最初からさほど指導しなくても院長の意向を先読み

できる素晴らしいスタッフもいて、ずいぶん助けられることも多いのですが、いろいろな指導や目標の共有を重ねて成長したスタッフは、同じ状態のスタッフのサポートが上手になります。

院長の意向ややり方をスタッフに具体的に説明もします

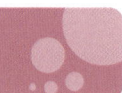

とはいえ、院長が厳しい／甘い態度をいきなり変えるのもむずかしいので、院長妻としては、できることをしていきます。厳しさや甘さのなかにある院長のメッセージを汲み取って、スタッフに具体的に伝えていくとよいと思います。

・甘い昇給に対しては、
　「今後、スキルの獲得にもっと積極的になってほしいという期待が込められている」というメッセージを
・厳しい指導に対しては、
　「もっと細かく、わかるように指導できればよいけれど、ついついわかってくれるだろうと思って…。通じないとイラっとしてしまう院長。ごめんね」と、すこし口上手に

23 対院長

院内では院長に対して敬語を使ったほうがよいでしょうか

夫婦間でも職場では"きちんとした感じ"が必要です

　もちろん、患者さんやスタッフの前では、たとえ夫婦であっても、"きちんとした感じ"が感じられる程度に言葉を保つことが望ましいと考えます。

患者さんはスタッフ同士の関係も見ています

　スタッフには、接遇研修のときに大切なことの一つとして、接遇は患者さんに直接接しているときだけでなく、他の患者さんや患者さん以外の他者と接しているときも必要である、患者さんはそんなスタッフを見て、裏表のない人と感じて信頼関係を構築していく、と指導しています。患者さんは、スタッフのことをちゃんと見ておられます。

勤務中はスタッフ同士でも敬語を使う風土も大切です

　となると、スタッフ同士でも勤務中患者さんの前では、「お願いします」、「処理済んでいます」程度には敬語を使い、患者さんなど第三者から見ても印象がよいやりとりをしてほしいと思っています。

院長と院長妻の関係は スタッフ同士の関係と同じです

　院長と院長妻のやりとりもスタッフ同士のやりとりと同じで接遇のポイントの一つということになります。仲のよい気心の知れたスタッフ同士のやりとりと同じことですから、オンタイムは仕事のやりとりをしているというきちんと感が必要です。それは、患者さんが見てるからというだけでなく、スタッフの手前、一種のケジメをつけて馴れ合いではないことを示す必要もあるからです。まず、院長を「院長」、「先生」と呼びましょう。

・（院長妻）「院長、○○薬品の△△さんがおみえです。診察室にご案内してよろしいですか？」
　（院長）「どうぞ」
・（院長妻）「院長、指示をお願いします」
　（院長）「わかりました」

くらいのやりとりが必要かもしれません。オンタイムを"スタッフがいる時間"と考えるとよいかもしれません。

夫婦喧嘩中でもスタッフから 見られている意識が必要です

　少し話がそれるかもしれませんが、夫婦喧嘩中で、夫に対し煮えくり返る思いがあるような心境であっても、会話のなかに雰囲気の悪さを出すのは禁物です。

　5章で述べた、マネジメントを通じて身につけてほしい10のチカラの一つ「感情安定力」は、院長に対しては、相手が家族であるために安定性を保つことがむずかしいかもしれません。しかし、どんな場合でも、私たち院長妻は「スタッフから見られている」ということを行動規範の一つとしてもっておくことが大切だと思っています。

24 対スタッフ

スタッフに呼んでもらいやすい呼び方がありますか

院長も院長妻も実は"呼ばれ方"に困っています

クリニックの経営にすこしでも役立ちたいと熱心に関わろうとする院長妻にとって、「奥さん」と呼ばれながら、これでよいのか疑問に思うことは多いようです。

一方、院長も院長妻を院内で改まって、どう呼んだらよいのか困っているケースが多いようです。名字は同じですし…。

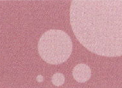

クリニックの事情によって呼び方がさまざまです

「事務長」や「看護師長」など、あらかじめ職制の肩書がある場合は、よいのですが、決まっていない場合、スタッフに「こう呼んでほしい」と要求しても結構むずかしいものがあります。結論としては、「好きなように呼んでください」ということになります（7章参照）。

院長妻の集まりで、院内での"呼ばれ方"を聞いたところ、
・ファーストネーム（私も「ひかるさん」と呼ばれています）
・旧姓
・「事務長」
・「副院長」

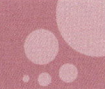

・「奥さま」、「若奥さま」（地方に多いようです）
・「マネージャー」
などなど、ありました。

　それぞれのクリニックの事情があると思いますし、どれが正しいということもないと思います。

スタッフが困っているなら自分から提案してみます

　ただ、スタッフが「しっくりこない」と思っていたり、呼びづらい様子が見られるようであれば、こちらが先導して決めて、徹底したらよいのではないでしょうか。

　クリニック内でどう呼ぶかということを、院内で申し合わせて統一しておくとよいのかもしれません。

　今の日本の文化では、課長や部長や院長など役職で呼ぶのがあたりまえですが、これからは、ファーストネームで呼ぶ時代が来るかもしれません。

院内の関係性によって呼び方も選択されます

　クリニックによっては、院長が院長妻に対して、用事があるとき「花子！」のように名前で呼ぶこともあるかと思います。院長先生のクリニックですし、患者さんに大きな影響のないところですから院長先生の方針でお決めになってよいことではないか、と考えます。

　ただし、その呼び方をスタッフはきっちり聞いています。

　その呼び方をスタッフは気にしないとするのか、あるいは気にするというのかは、呼び方が原因というよりは、日常の関係性の現れといえるかもしれません。院長が院長妻を名前やニックネームで呼ぶのを「馴れ合い」と受け取って「どうぞ二人だけでご勝手に」と否定的に見るのか、「仲良さそう」と好意的に見てくれるかは、ふだんからの院内の関係にあると思います。院内の関係性づくりに注力すると、呼び方は選択しやすくなるのではないでしょうか。

25 対スタッフ

スタッフみんなと公平に接することができるでしょうか

どのスタッフにも公平に接するのはむずかしいと思います

　"公平"とは、判断・行動にあたり、いずれにも偏らずえこひいきしないことをいうようです。スタッフには公平に接し、正しく評価することが大切だと思います。
　しかし、公平であろうとするのは、大変むずかしいことともいえますし、人によって受け取り方ももちろん違うでしょう。スタッフに公平に接することが絶対的に正しいのか、という点は、それぞれのクリニックの判断にお任せするとします。

大事なことは「不公平」と感じさせないことです

　公平とは、"チャンスが同等に与えられている"というイメージだと考えています。これは全員が同じボーナス、同じ昇給とすることとは違うと思います。
　"公平"についての私たち院長妻としての大事な課題は、スタッフに「不公平だ」と感じさせないこと、炎上させることを避けなければならないことです。
　たとえば、

・開業時、勤務医時代からの仲間をスカウトをしてスタッフになってもらうとき
・クリニックが何周年にもなって新旧のスタッフが存在する場合
・経営者からみた優秀なスタッフとそうでないスタッフ
・勤務数の少ないスタッフと多いスタッフ
・知人・友人をスタッフとして加入させるとき

など、対応や接し方が「不公平だ」と感じさせる場面は、いつも私たちのまわりに潜んでいます。気をつけたいところです。

スタッフに接する回数など公平の根拠をもっておきます

　どのスタッフにも基本的に公平でなければならないとすると、"公平であるという根拠"をもっておく必要があります。

　たとえば、それぞれのスタッフに"接する回数"を根拠とすることもできるのではないでしょうか。接した回数を「正」の字でカウントすることにより、公平回数意見を聞くということを意識する、あるいは同じ数だけ挨拶する、など。カウントしてみると幾分かの偏りを自覚することもあるのではないかと思います。

パートさんや新人には接する機会が少ないことを意識します

　勤続年数や勤務コマ数が多いスタッフ、気の合うスタッフでは接する回数が多くなるのはあたりまえです。それに対して勤務の少ないパートさんや先輩の陰に隠れる新人さんにはどうしても接触する機会が少ないまま業務が進みがちです。そのことを意識しておきます。

　人事考課については、業務の精度や成果、態度などについては公平な評価基準を元に評価するとして、まずすべてのスタッフへの会話や挨拶などの回数を揃えてみてはいかがでしょうか。

26 対スタッフ

患者さんからの頂き物はスタッフに公平に分配すべきでしょうか

頂き物の分配について悩む院長妻は多いようです

　ときどき患者さんからの頂き物があります。診察されるときの差し入れ（お菓子や家で収穫した物など）、旅行されたときのお土産、さらにはデパートから送ってこられた物など、どれも患者さんからのありがたい贈り物です。患者さんからの贈り物を受け取るかどうかは、それぞれのクリニックのルールにお任せするとして、クリニックで受け取った物は、スタッフに分けるべきかどうか、多くの院長妻は悩まれているようで、ご相談も多いのです。

　自宅とクリニックが同じ場合、自宅に届いた品物もスタッフは見ているので分けないといけない、スタッフと分けるなら公平にあみだくじにしている、スタッフが受け取りみんなで好きなように分けている、スタッフに分けないと「せこい」と思われるのではなど、案外、患者さんからの頂き物をめぐって悩みは多いようです。

公平な分配を考える余裕はなく院長や院長妻の一存でよいと思います

　正直なところ、賞味期限を気にしつつ、あみだくじをつくって、公平に分配するエネルギーと時間は院長妻にはないと思います。

当院の場合、院長と私の一存で決めています。診察室で、院長に手渡されたものを院長が自分で思うままに処理することがあります（自分で食べようと思って持ち帰る、あるいはその日の勤務スタッフに「みんなで食べて」と渡す、など）。また私のほうで「院長先生へ」と患者さんが院長の口に入れたかったんだろうなと思うものは院長に食べてもらったり、お菓子やお酒はそれぞれ好物のスタッフに、「みなさんへ」と患者さんがスタッフ全員にと思えたらスタッフルームに持ち込み自分も参加したり、あげたいスタッフがいればそのスタッフへ分ける……など、そのつどの思いつきで対処します。なかには、「そのつどの思いつき」に不公平だと不満をもたれることもあるようですが、頂き物の分配によって起こる不満でなく、日常の関係性や不満の表れだと思います。

　院長や院長妻に承認されていると日常感じているスタッフが頂き物を分けてもらっておらず、「不公平だ！」と嘆くことはあまりないように思います。そんな不満で院長や院長妻を困らせるスタッフはそもそも業務力を承認されていません。そして公平に分ければ問題はなくなるとも思いません。

分配の気遣いより患者さん満足度を高めるほうがよいと思います

　常勤のスタッフ、パートスタッフに公平に分けようとして「同じにできなかったから……」と悩めばキリがありません。私は、そんなことに心を裂くのはやめて、患者さんの満足度を高めることに専念したいと考えています。

頂き物があれば必ずメモで報告してもらいます

　私は患者さんからの頂き物があれば、必ず自筆のお礼状を書くことにしています。そのために、どなたから頂き物があったという報告を必ずしてもらうようにしています。報告はすぐ書き込めるテンプレートのメモになっていて、頂き物をスタッフが口に入れた後でも、院長が対応して頂き物を処理していても、報告メモだけは残るようになっています。

27 対スタッフ

スタッフの仕事に満足できないときはどうしたらよいでしょうか

どうしても満足できないことがあります

　クリニックで仕事をしていると、院長妻の考えている水準に達していないスタッフがいて不満を感じることがあります。たとえば、ホウレンソウ（報連相）がない、メモを書き残すのはよいけれど、書いた人の記名がない、日誌を書けば、毎日「がんばります」ばかり…。正直カリカリすることもあります。

しかし教えていない仕事はできなくて当然です

　「どうして、この人、こんな簡単なことができないの？」、「なぜほかの人と同じことができないのかしら……」という場面、どのクリニックでも経験することだと思います。
　でも、そこで文句を言う前に考えなくてはいけないようです。
　もしかすると、スタッフに仕事内容に関するこちらの希望や好みを伝えていないのかもしれません。別の項目でもお伝えしましたが、教えていないことはできなくてあたりまえなのです。相手の気持ちを察することができる、先読みすることができる…それに期待してはいけないのです。今はそんな時代ではないでしょうか。

気配りができるスタッフがしている業務を、他のスタッフができないからといって「気配りができない」と不満をもつのではなく、そもそも教えていないことに気づかなくてはならないと思います。

満足できる仕事とはどんな要件を満たすかを明確にしておきます

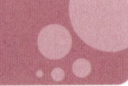

　こちらが満足できる仕事は、どんな要件を満たすことなのかを明確にして、まず"見える化"します。そしてそれをスタッフに伝えます。仕事の期限日時や完了報告を求めるなど、詳細に指示することからはじめる必要があります。

　スタッフには、提出期限・完成期限など仕事に関するこちらの希望や好みは全力で伝えましょう。それをやりきるためのスキルを身につけてもらうには、長い長い教育指導の道のりが必要です。

満足できる仕事について早めに教え伝えていきます

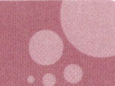

　それも、できるだけ早く教育をはじめることです。さもないとスタッフとの感性のギャップを埋めることができなくなり、きっと"満足できない"ことを繰り返すことになります。

　もちろん、せっかく育てたのに、仕事ができるようになった途端に退職されることもよくあります。正直なところ、スタッフにこちらの思いを伝えようと思っても伝わらず、不毛で苦しくなることだってあります。

　一方で、すこしずつでも成長がみえるスタッフ、クリニックの一員としての意識が芽生えるスタッフもいます。教育をしなくても初めからできるスタッフもいます。

　スタッフそれぞれに合った、次のステップを用意し、指導し、共に成長するのは私たちの大切な仕事ではないでしょうか。

習得してほしい業務はチェックリストで示します

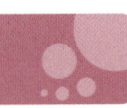

　スタッフ教育は、基本的に"手取り足取り"です。外部の講師を呼

当院での看護師の到達目標リスト

看護師到達目標　氏名（　　　）　評価　A＝できる　B＝助言要　C＝できない

レベル	No.	項目	指導者説明 指導	内容・注意事項説明 A	B	C	技術習得評価 A	B	C	実施回数 正の字記入	指導者評価（総合） A	B	C	サイン
1	121	エコー部位に応じたプローブ選択												
1	122	エコー操作・介助（足）												
1	123	エコー操作・介助（肘）												
1	124	エコー操作・介助（肩）												
1	125	エコー操作・介助（鼠蹊部）												
1	126	エコー操作・介助（下腿～大腿）												
1	127	エコー操作・介助（指）												
1	128	エコー検査患者ID入力												
1	129	エコー介助時、コピーができる												
1	130	エコー介助時、静止・動画の操作介助ができる												
2	131	選り好みせず業務が行なえる												
2	132	助手と2人で連携して業務が行なえる												
1	133	院長連携が取れる												
2	134	待合患者のトリアージができる												
3	135	フロアとして機能することができる												
1	136	待ち行列の操作対応ができる												
1	137	リハビリへの案内・説明ができる												
3	138	当日のリーダーとして運動・休憩の配慮、指示ができる												
2	139	患者・家族満足度を意識した接遇ができる												
1	140	患者・家族満足度を意識した言葉づかいができる												

んで一度接遇研修するだけで、接遇力が上がるなんてことはありません。きっかけをつかむにすぎません。

　教育については、クリニックのスタッフと話し合って、習得してほしい技術など業務内容を一緒に考えてもらってはいかがでしょうか。

　当院では、スタッフが入職すると、受付・リハビリ助手・診療助手・看護師には一定期間で習得してほしい業務項目のリストを渡しています（図参照）。これはスタッフ自身が作成したものです。そして、毎日、「今日これ教わった」、「これやってみた」といったようにリストにある項目を一つずつチェックしていくようにしています。それは指導する側にも新人側にも共通したミッションとして与えられる形になっています。

リストのほかにも教育ツールはマニュアルや個別指導、全体研修などなどさまざまです。

目的を理解してもらう機会を増やすことが満足できる業務につながります

　まずは、業務一つひとつの目的やこちらの業務の好み、診療科による特徴なども含めて、現場でスタッフに伝えていくことからはじめなくては、と思います。それも何度も何度もです。

　そのうち、代わりに伝えてくれるスタッフと出会えたりもします。「院長がこう言ったから」、「院長妻がこう言うから業務はこうします」ではなく、なぜそうするのかという目的の"見える化"、理解してもらうという機会の積み重ねが業務の満足に向かうと思います。

どうしても改善がみられないときは時間をかけて話し合います

　上記のいろいろな手立てをしても、スタッフに改善がみられない場合があります。そんな場合、スタッフ教育の仕切り直しです。できるスタッフの協力を得たり、ときには叱る場面も必要でしょう。

　しかし、大事なことは、そのスタッフと"話し合い"を続けていくことです。"対話"は効果が感じられにくいかもしれませんが、相手の要望とこちらの希望を対話を重ねていき、摺り合わせることも、双方が納得できるポイントをやがて見つけるために必要と思います。ポイントが見つからなくても、話し合いのプロセスのなかで、こちらの意向も伝わっていきますし、相手の思いを受け取るチャンスもあります。

28 対スタッフ

患者さんが途切れて
スタッフがおしゃべり……
どう対応したらよいでしょうか

院長妻としては穏やかな気持ちにはなれないものです

　患者さんが途切れ、アイドルタイムができることがあります。するとスタッフがおしゃべりをはじめ、しだいに盛りあがる始末。こんな光景を見たら多くの院長妻が穏やかではいられないと言います。どうしたらよいでしょうか。

それとなく業務の指示をする院長妻が多いようです

　ある院長妻向けのセミナーで、ご一緒した院長妻の方たちにこのような場合にどんな対応をするのかを聞いてみると、
①それとなく業務の指示をする
②混ざって一緒に話しがてら情報収集
③注意する
④我慢する
という意見が出て、なかでも①をあげる人が圧倒的多数でした。

対応はクリニックの事情によって違ってきます

　このような場合の対応の仕方は、クリニックと院長妻との関わり度によっても、あるいは院長妻が現場に入っているか入っていないかによっても違ってくるとは思います。

　セミナー参加者の院長妻の方たちのなかには、③「注意する」ということは、「信頼関係がないと注意できないわけだから、一番むずかしいけれど、したいと思う」という意見がありました。

　また、①「それとなく業務の指示をする」場合、院長妻が不在のときまではできないのでどうするのかと思ったら、「院長妻代理的スタッフをもち、そのスタッフに管理してもらう」、「抜き打ちで電話する」などの意見もありました。この意見を述べた院長妻の方は、「おしゃべりを習慣化させてはいけない」と強い意識をもっておられるようでした。

　ちなみに、私自身は②「混ざって一緒に話しがてら情報収集」するタイプです。

　私見ですが、開業時はスタッフへの遠慮もあって、どうしても④の「我慢する」ことをたいていの院長妻が経験しているようで、その後、経験を経るにつれて①②③の対応にそれぞれ分かれていくような気もします。

　たまたま４つの対応策を紹介しましたが、いずれが正解とはいえないと思います。自分に合った対応法を試されてはいかがでしょうか。そのうえで、スタッフには、どうしてほしいのかをすこしずつ伝えていきましょう。

29 対スタッフ

スタッフのワークライフバランスを考えてあげるべきでしょうか

徐々にでもワークライフバランスを考えてあげるべきです

　大きな病院では、クリニックに比べて病院側がキャリア形成について考えてくれて、福利厚生も充実していて、それなりのワークライフバランスがとれていると思います。しかし、小さなクリニックは、とくに開業の間もないころは、スタッフのワークライフバランスを考えてあげる余裕はありません。かつ、クリニックは、スタッフに仕事のことで頼みごとばかりです。徐々にでも、スタッフのワークライフバランスやキャリア形成について考えてあげなくてはならないと思います。

本人が決めることですが理想や希望を確認しておきます

　本来、ワークライフバランスは、本人が決めることですし、院長妻が指示することではありません。
　しかし、スタッフがワークライフバランスについてどんな理想や希望をもっているかを、採用するときや年度替わりに確認し、その希望の実現にクリニックが職場として適しているかを自院の勤務体制を示したうえで、よく話し合っておくとよいと思います。

87

とはいっても、スタッフ面接時には、本人の希望については心に秘めているケースも多いのではないかと思います。それを言うと不採用になると心配しているでしょうから。あとで聞いてみると、実は夜診帯の勤務は嫌だけど採用されるために「（夜診は）週に1回はできる」と言ったり、夫の理解を得られていないのに、「（夫は）協力してくれると思います」と言ったりすることもよくあります。

希望は年月とともに変わり働き方も変わってきます

　採用後の入職時の思いが年月の経過とともに変わってくることがあります。家族の成長や変化、とくに子どもの年齢や学年によって、生活サイクルも変わったりします。
　ワークライフバランスについての希望は、入職時だけでなく定期的に確認したほうがよいのかもしれません。変わりやすいものです。

コミュニケーションから希望を知ることもできます

　ワークライフバランスにこれが正しいというものがあるわけではありません。たくさん勤務して残業大歓迎のスタッフがいるかと思えば、子どもの世話をしっかりやりたいので勤務数は少なくしたいけど長く働きたいスタッフがいます。妻の仕事のせいで家庭にも影響していることに夫がよい顔をしないところも少なくありません。このあたりの事情を把握するには、スタッフとのコミュニケーションが重要です。
　当院のある年の忘年会で、「夜の診察の終了が遅く、今年は外食ばかりが多くなったので来年はもう少し食事をつくるようにしたいです」と話していたスタッフがいました。私自身も同じようなことを考えることがあるので、とても共感しましたが、スタッフの希望はこんなところからも知ることができます。

希望を聞くとき価値観を押しつけ合わない距離を保ちます

　また、希望を聞くにしても、互いに価値観の押しつけ合いにならな

い関係性が必要だと思います。

　私は、採用面接で、「医療人にとって土曜日に仕事をするのはあたりまえで、土曜日は平日なんですが、土曜日の勤務についてはどのようにお考えですか？」と確認するようにしています。すると、「土曜は夫がお休みなので子どもをおいて出やすい」、「夫がいるので土曜の勤務は月に1回にしたい」、「夫は平日が休日となる仕事なので、わが家も土曜は平日」とのいろいろな返答があります。

　「医療機関だから土曜も働くべき」、「土曜は当然お休み」という相互の価値観がぶつかるのではなく、まずは聞いてみます。ここからもワークライフバランスが見えてくる、ということもあります。

希望を確認しておけば勤務表作成にも活かせます

　スタッフそれぞれの希望を聞いたら、その希望が異なる者同士でチームをつくるとよいと思います。同じ希望があると、勤務スケジュールも同じになりがちで、勤務表づくりに苦労します。

30 対スタッフ

友人をスタッフとして雇用しないほうがよいですか

友人であっても相手を見極めることが大切です

　たとえば、看護師の院長妻の場合、かつての同僚などの友人を仲間として迎え入れたり、あるいは、院長が以前の勤務先からスカウトする機会もあると思います。

　ただでさえ、看護師の人材不足が叫ばれてますので、喉から手が出るほどほしい助っ人といえます。

　でも、焦らないでください。即決する前にその友人をよく見極めましょう。将来トラブルが予想されることがあるからです。その知人は良識のある人といえますか？　たとえば、「私、奥さん（院長）と友達だから」と他のスタッフにもクリニックにも特別な扱いを将来的に要求する場面が出てくるかもしれないからです。

友人が特別扱いを求めてトラブルになることもあります

　クリニックにとって、必要な看護師の応募者を増やすのもむずかしく、開業して時がたつにつれ応募がゼロなんてことも珍しくありません。何とか看護師の安定供給をと望むのは不思議なことではありません。したがって、友人のほうから「働かせてくれないか」と依頼され

る場合を除いては、旧知の看護師をクリニック側からスカウトするケースが多いと思います。

　こうして、こちらから頼んで"来てもらった"場合、どうしても「頼まれて、望まれて、入職した」という思い（事実ですが）が、相手の心の中にあります。実際にそうなので、そう思い続けてもらってよいのですが、この出発点の感情が将来悪いほうに変化し、何かあれば「私は頼まれて来たんだから」と特別扱いを望んでくる人もいます。こうした懸念も心に留めておくことが大切と考えます。また、逆に友人ということを表に出さずに控えめな存在として位置づけるあまり、その友人が疲れてしまうこともあります。

友人だからと過度の期待や過大評価をしないことです

　また、友人といっても本人のことをすべてを知っているわけではないので、入職してもらった後、その人の能力が想定外のレベルだったということもありえます。しかし、相手が嘘をついていたわけでもなく、自分が「よく知ってる人だから」と過度に期待し、過大評価したことが原因です。また、知らない場所ゆえに、本来の力を発揮できないこともあります。

友人であっても短所にも目を向けておくことが必要です

　もちろん、期待に応えてくれる場面も多いと思います。長所と短所を同時に受け容れることが基本です。雇用した友人が「患者さんに優しいだろう」、「スタッフとの関係をうまく築いてくれるだろう」、「院長の好みを知って動いてくれるだろう」、「手際がよくて、することが早いだろう」と長所を期待したとしても、「そそっかしい」などの短所にも目を向けておくことは必要です。逆にいえば、院長妻自身も友人からすれば随分と期待を裏切ったり、想定外の考えで行動しているように見えるかもしれません。

　つまり、"お互い様"なのです。

気心が知れた友人だから うまくいくこともあります

　友人を雇用するということは、それ相応の覚悟が必要ですし、覚悟していても納得のいかないことも起こりますが、"大人の対処法"をできるだけ心がけることだと思います。それでもうまくいかない場合は、炎上する前に院長妻が察知して次の一手を打つ必要もあるかと思います。

　トラブルが発生したらかえって傷口が大きくなるので、できれば、友人の雇用はやめた方がよい、という考えもあるでしょうが、クリニックでの人材確保はむずかしく、そんなこといってられないくらい人手不足な時もあります。また、何といっても気心が知れた友人だからうまくいくことだってたくさんあります。

他のスタッフが 不公平さを感じない配慮が必要です

　友人をスタッフとして雇用したあと、院長妻として注意すべきは点は25章で述べたとおりです。公平性が感じられないと、他のスタッフにざわつきが走りますから、他のスタッフとの信頼関係を崩さないような配慮や対応がしばらく必要になります。

　当院では、これまで院長や私の友人でずっと勤務してくれている看護師もいますし、院長・私のそれぞれの友人で勤めては去った看護師もいます。今は、幸いなことに同じ病院で共に働いた看護師や事務職スタッフに囲まれ本当に助かる日々です。

31 対スタッフ

スタッフから内々の相談を受けたらどう対応したらよいでしょうか

信頼されている証なので相談に乗ってあげましょう

　スタッフから「すこしお時間ください」といって、内々の相談をもちかけられたなら、ぜひ冷静に相談に乗ってあげてはどうでしょうか。
　なぜなら、ホウレンソウ（報告・連絡・相談）のなかで、「相談」は、最も信頼関係を必要とされる行為であり、しかも未来という"これから"に関する話だからです。未来について聞かせてもらうことは、さまざまな危機を管理することができると考えるからです。

「相談してくれてありがとう」という思いと対応が必要です

　多くのクリニックでありがちな相談の事例をあげると、
①子どもや夫を自分の扶養家族にしたい、などのプライベート事情
（夫の就労問題や離婚によるものなどネガティブな事情によるものが多く、「相談したい」とスタッフもようやく重い扉を開けようとしているケース）
②何らかの事情による勤務回数の増減調整依頼
（「自分の出勤回数を増やしたい」と希望するが、その分、他の誰かの勤務回数が減ることを認識して相談してくる）

③行き詰まったりして退職したいと口にすること
　（実際には休暇をとって気分転換や人間関係の調整、不安の除去などで改善することも多い。退職を心に決めている場合は相談ではなく、宣言になる）
④生活スタイルの変化（子どもが受験生・夫の転勤・婚活や不妊治療の開始など）による勤務調整や配慮の希望
⑤スタッフ間の人間関係に関すること
⑥困った患者さん（セクハラ・ルールを守ってくれない患者さんなど）への対応方法
⑦「結婚します」、「離婚しました」、「妊娠しました」という報告
⑧「辞めたい……」
　（理由はさまざま、そして事実かどうかも不明なことがいっぱい）
⑨業務のこと
など。

　スタッフから「相談が…」と言われても、たいがいは相談でなくすでに自分で決意したことの表明であることが多いのですが、本当に悩んだ末に相談をもちかけてくれたスタッフには、内容にかかわらず「相談してくれてありがとう」という思いと対応が必要だと思います。

ふだんからスタッフが相談しやすい環境を心がけておきます

　ただ、結果として、「もう少し早い段階で相談してくれたらよかったのに」、「早くに知っていたら対応できたのに」ということも多いので、

- ✓秘密（院長にも言ってほしくないなど）が保持できるかどうか
- ✓「相談に乗ってもらえそう」というオープンな見た目であること
- ✓コミュニケーションがとりやすいこと
- ✓言っても叱られない安心感があること
- ✓忙しそうに見えないこと
- ✓相談するとき個室が確保されること
- ✓相談したいと思ったときにできること（不定期な勤務ではなく）

スタッフにとって相談しやすさということも考えておくことは、大切な課題といえるかもしれません。
　そのために院長妻がふだんから心がけておくべきこととして、前記のようなキーワードが考えられます。

32 対スタッフ

スタッフにどこまで気を遣うべきでしょうか

小さなことでもスタッフに気を遣ってしまうものです

考えてみると、スタッフに気を遣う場面は多いと思います。

- ✓ 患者さんが多くて遅くまでかかりそうだけど自分だけ先に帰るのは気がひけるのですが…
- ✓ 注意したいことがあるけど、反発して辞められると思って言えない
- ✓ もう少し勤務回数を増やしてほしいスタッフがいるけど、無理かな…

　実際のところ、スタッフにまったく気を遣わずに過ごしている院長や院長妻はどれくらいおられるのでしょうか？
　気を遣わずにすむものなら、遣わずにすませたい。そもそも院長は自分がスタッフに気を遣いたくないから、その代わりを頼もうと、妻を引き込まれるのではないでしょうか。

一緒に働く同士だから気遣いがあってもよいと思います

　私自身が、改めてスタッフに気を遣っていることを考えてみると、
・スタッフに「ありがとう」をできるだけ口にする
・残業で遅くなったときに、なるべく自分もクリニックにいてスタッフ

を出口まで見送る
・給与の明細に手書きメッセージ
・ちょっとした雑務のアシスト（テプラをつくる、リストをつくる、ゴミを捨てるなど）

など、大したことはしていないと思うのですが、結構気を遣っています。スタッフには一緒に働く同士だから気遣いがあってもよいと思います。

気を遣って言いたいことが言えない、ということもありますが、そうやって、言いにくいことも検討して発信するくらいがちょうどよいのかもしれません。

気心が知れるにつれ気遣いで疲れることも減っていきます

開業当初、スタッフも私も不慣れで何もかも手探りだったのが、今では気心の知れたスタッフがいます。スタッフがこちらを気遣ってくれる思いも伝わってきて、お互い様であることを再確認することが多くなりました。そのため、むやみに気を遣うというしんどさは徐々に減ってきていると感じています。

これは、たくさんのスタッフとの出会いと別れがあって、そしてその経験の積み重ねによるものだと思います。

今、スタッフへの気遣いに疲れている院長妻がおられるのなら、1年後3年後とその気遣いは形を変え、また気遣った結果が実る瞬間にも出会えるとお伝えしたいと思います。そして疲れすぎない程度の気遣いで、まったく問題ありません。

あまり力を注ぎすぎずほどほどがよいと思います

また、スタッフには、院長妻が思うほど気遣いは届いていないと思います。差し入れも誕生日プレゼントも食事会も楽しんで、感謝してくれていますが、続けていくうちに、それがあたりまえになり、モチベーションアップにつながるわけではありません。このように外的な動機づけの成果は小さいので、私たちがそこにあまり力を注ぎすぎる必要もないと思います。

33　対スタッフ

スタッフの家族の不幸を聞いたら他のスタッフに知らせるべきですか

スタッフ自身の判断に任せます

　スタッフの家族に不幸があって急なお休みをとる場合、交代も必要ですし、他のスタッフに知られたくない事情がない限り、そのことを他のスタッフには説明をしてもよいと考えています。
　当院では、連絡網としてメーリングリストを活用していますので、スタッフが急に休みをとるような場合、スタッフ自身が交代要請の連絡を書き込んでいて、そのとき理由を「親族の不幸により」であったり「家事都合で…」とスタッフ自身の判断に任せています。

葬儀に参列するかどうかもスタッフ自身の説明に任せます

　ただ、クリニックとして、葬儀の概要をスタッフ全員に知らせるかどうかは判断に迷います。ご家族の不幸の場合、お葬式に参列すべきかお香典を渡すべきかも迷うところです。スタッフ自身も参列に気遣われたくない場合もあります。
　当院では、これも、やはりメーリングリストの連絡網で、スタッフ自身が、自分の判断で「家族葬で…」など説明するよう任せています。
　40代の夫を急に亡くしたスタッフが過去にいましたが、そのときは、

お通夜に院長の代理として参列した経験があります。私の父が亡くなったときには、スタッフには、誰も参列しなくてよいと指示を出しましたが、リーダー二人が遅くの時間に来てくれました。どんな指示が正しいか、今もわかりません。

34　対スタッフ

年上のスタッフに上手に接するコツを教えてください

年上スタッフへの指導や注意はむずかしいと感じると思います

　私が想像する以上に、年齢差のあるスタッフに指導や注意をすることにむずかしさを感じている院長妻が多いようです。それは、スタッフ同士でも同じで年齢差にむずかしさを感じているようです。

　それは日本の伝統、年功序列の文化なのでしょうか。若い者に言われたくない、ということかもしれません。病院にいた頃、30代の看護師が師長となって、年上の部下を相手に悪戦苦闘しているのを見てきました。歯科クリニックでは院長の開業時年齢が低いため、自分より年上のスタッフに囲まれる院長妻も多いようです。私のクリニックにも、私より年上のスタッフが数人います。

業務中スタッフ同士で敬語を使うと年齢差は気にならなくなります

　では、年下上司と年上部下はどんな関係をつくっていくのがよいのでしょうか。もちろん「いけないことはいけない」、「よいことはよい」と言える関係が望ましいと思います。しかし、年上のスタッフにそう注意したいんだけど、「言いにくい」ので困っている、というご相談は多いのです。

このような場合、問題は年齢差にあるのではありません。
　たとえば、スタッフ間、あるいは院長妻からスタッフへ
「〇〇ちゃん、これカルテ、よ・ろ・し・く！」
とタメ口風の会話をしていませんか？
　これを、外来中のスタッフ同士の会話は、敬語を使ったやりとりにする習慣に変えてみてはいかがでしょうか。こうしてクリニック内業務中の風土を年齢に関係ないものにしていく作戦はどうでしょうか。
　実は、多くのクリニックの院長先生たちは、業務中のスタッフの会話は、
「〇〇さん、こちらのカルテお願いします」
というように、仕事の場にふさわしい敬語を使った改まった口調の会話を望んでいます。こうすれば年上年下に関係ない会話ができます。
　院長も院長妻も当然ながらスタッフの上司にあたりますが、想像以上に、院長や院長妻の言動や行動はスタッフへの影響力があるものですので、そこから変えてみてはどうでしょうか。

年齢に関係なく同じ態度で接することを目標にします

　25章でも述べましたが、同じミス・同じ課題でも年齢によって注意を受けたり受けなかったりする組織にしないことです。年上スタッフとの関係が悪くなることを気にして、注意したくてもしないのは、ミスすると叱られるから業務をしないという論理とまったく同じです。関係悪化を避けようと注意をしなかったとしても、何か解決するでしょうか。
　人は言行一致している人に惹かれるものです。相手が年上であれ年下であれ、同じ態度で接していく、心して言行一致させていく（むずかしいですが）目標はもたねばならないと思います。伝え方も学んでいきましょう。

相手の尊厳を傷つけずに指導していくスキルが必要です

　たとえ年上であろうとなかろうと相手の尊厳を傷つけずに、伝え・

指導していくスキルを身につけることが大切だと思います。アサーショントレーニングが必要なのかもしれません。ここは、感情ではなくスキルを身につけることで乗り切るのはいかがでしょうか（参考図書2、p127）。アサーションとは、言いすぎず、伝えたいことを伝えるというコミュニケーションノウハウであり、年上だから年下だからということではないのです。聞いてくれそうにないスタッフがたまたま年上なだけなのではないでしょうか。

 とすれば、乗り越える課題は年齢差ではなく、伝える技術ということになってくる気がしています。

35 対スタッフ

どうしても理解できない スタッフには どうしたらよいですか

どうしても理解できないスタッフが 現れるのも事実です

　スタッフと仕事をするためにはスタッフのことを十分に理解しておきたい、と思われるかもしれませんが、でもどうしても理解できないスタッフが現れるのも事実です。

　ここまでスタッフにへりくだらないといけないのかとウンザリすることも必ず経験します。

理解できない相手でも 付き合っていかなくてはなりません

　確かにスタッフのおかげでクリニックは診療できるのだから感謝を忘れないようにしないといけない…ということは頭ではわかっています。それでも、どうしても感心しないスタッフのことを理解するのは無理と思えることもあります。

　もちろん、社会通念上、正当だと認められる事由がない限り、解雇することはできません。理解できなくても、付き合っていかなくては、ならないのです。

理解しようとする努力は必要です

それでも、
・なるべく本音（真実）を打ち明けてもらうために
・なるべく多くの情報を与えてもらうために
・なるべく友好的にいられるために
理解しようとする努力は必要だと思います。
　では、具体的にどんな努力をすればよいのでしょうか。
よくあるのは
・話しはじめから否定しない
・承認する
・感情的に接しない
ことを自分に言い聞かせ、さらに
・アンガーマネジメント
・アサーショントレーニング
・サーバントリーダーを目指す
など、学ぶのもよいかもしれません（参考図書2、p127）。
　ただ、どれも悪戦苦闘の道のりですが…。

対話理論を知って対話を続け時流に合わせることです

　そんな苦悩を抱える院長妻に、どんな言葉も現実的でないかもしれませんが、院長妻として多少なりとも経験してきた私からお伝えできるのは、次の三つです。
①対話をし続けること
　（雨降って地固まることを信じて成果を待ちます。感情に任せて対話を止めてしまっては、改善できるものもできなくなります）
②コミュニケーションはあの手この手を使ってでもとり続けること
　（いろいろな行動は成功の条件の一つ。褒めたり、叱ったりも承認も勇気づけもなんでもとにかく投げかけてみること）
③時流に合わせること

（自分が過ごしてきた時代の考え方は脱ぎ捨てる潔さをもち、とにかく"ゆとり世代"であろうが育ってきたその時代の考え方や価値観をスタッフから習い学び受け容れること。私たちだって新人類だったはずです）

何度も話し合って理解していくことで解決していきます

　話し合いを繰り返して、それでも成果が出ずにスタッフが退職していく場面も経験されると思います。それでもやはり、話し合って理解していくことでしか解決はないのだとつくづく思います。このときの対話は、目的の共有に終始する形で行います。ホウレンソウ（報連相）を積み重ねます。そして、院長妻として求めていることを伝えていき、それに対する反応を見て次の一手や理解を深めることができるのだと思います。

　ついつい遠ざけてしまいがちな理解できないスタッフでも、戦力の一人であるスタッフ、投げ出さないで、気長に付き合ってみましょう。

　これは長い道のりであり、根気も必要ですが、他のクリニックの院長妻の方たちや院長先生たちと事例を共有することができれば、孤独に悩むことなく、がんばってやっていけると思います。

36 対スタッフ
新しい試みをスタッフに反発されたらどう対応したらよいでしょうか

　新しいことをはじめようとすると、スタッフに反発されることがあります。私もそんな経験を数々しました。その失敗例をご紹介します。

"よかれ"と思っても独りよがりのこともあります

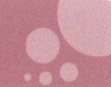

　当院では、スタッフ全員への連絡網ツールとして、メーリング・リストを活用しています。それは、全員が揃うことが少ないミーティングで決まったことなどの連絡をメーリング・リストで一斉に送信するもので、ミーティングに参加しなかったスタッフとの情報の共有化をねらったものでした。若いスタッフのためにもスマートフォンでメールを受けられるようにしていました。

　ところが、あるスタッフから「休みのときまで仕事に縛られている気がする、と言ってる人がいます」と言われました。それも経験の浅い若いスタッフに目上に対する敬意もないバカにしたような口調で言われたので、プライドの高かった私はかなりへこみました。

　その後、すこし冷静になって考えてみると、「確かに休みのときの仕事のメールはイヤだろうな」と共感できるようになりました。自分では、"よかれ"と思ってしたことが独りよがりで、私の目的は達成できてもスタッフにはデメリットだったというわけです。

「どうしたらよいか」と逆提案してみます

そこで、連絡しないと「聞いてない」と言われるのも避けたいので
「じゃあ、メールのよい使い方があったら教えて」
「どういうルールがあったら使いやすくなると思う？」
と逆提案しました。ただし、提案がなくとも情報共有化の目的のために「メーリング・リストを止める気はまったくない」という姿勢は打ち出しました。

共感できるところを見つけ譲歩して提案を続けます

結局、連絡したメールに「返事は不要」、利用時間幅の設定などのルールを打ち出して納得してもらい、メーリング・リストによる情報共有化は今でも続けています。

共感できるところを見つけるなど、何かを譲歩しないと得られないものがある（価値の交換）と思っています。

事前によく説明して十分理解してもらうことが大切です

スタッフとぶつかったそのときの経験がきっかけで、事前説明や使うと決定する前にスタッフに相談することの大切さがわかりました。

そこで、スタッフの入職時のオリエンテーションで、「服務規律」のガイダンスのなかでメーリング・リストの「その目的と利用方法」として詳しく説明するようにしました。十分理解してもらったうえで、メールアドレスを教えてもらうようにしました。

メーリング・リストも当初は、私からの指示情報の一方通行でしたが、ようやくスタッフ同士で「○○の掃除ができてなかった」などの情報のやりとり、さらにヒヤリ・ハット報告や研修レポートもメーリング・リストに流してもらえるようになりました。最近では、忘年会などの写真をメーリング・リストにアップし、それぞれが取り込むといった使い方もされるようにもなり、スタンダードなツールになっています。

37 対スタッフ

パワハラ/セクハラ/モラハラなどにどんな対策が必要ですか

ハラスメントは受け取る側の感性で生まれてしまいます

当院は、整形外科ということもあって、女性スタッフ多数に男性スタッフがわずかという構成です（すべての整形外科がそうでもないですが）。でも、スタッフが女性のみで男性は院長だけ（もしくは男性事務長もいる）というクリニックも少なくないと思います。

そんな環境で、院長や院長妻が何らかのハラスメントをするわけがない、と誰もが思うのではないでしょうか。

が、ハラスメントというのは受け取るほうの感性で生まれてしまう、というものです。

パワハラで辞めさせられたと労基署に訴えられることもあります

「院長妻のパワハラでクリニックを辞めさせられた」と退職したスタッフが労働基準監督署に駆け込む事例はままあります。院長の代わりに嫌われ役を院長妻が引き受け、スタッフに対応した結果、思わぬ展開になってしまうこともあります。

ハラスメントに過敏になり悩むこともあります

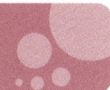

　最近では私がハラスメントをしてるんじゃないか、スタッフがそう感じてるんじゃないかと過敏になり、とても気になり悩むことがあります。

　妊娠初期の妊婦スタッフへの対応について悩んだことがありました。そのスタッフは、つわりに加えて、もともとの持病の悪化がみられたため、つらくなりそうな時期に休ませようとしました。院長からもそう配慮するように言われていました。そこで本人に長期休暇を提案したら、「迷惑かけて申し訳ない」という非常に良識的な返事とともに「あまり休まずに働きたい」と言うのです。（私）「いやいや母体の健康が大切でしょ」、（スタッフ）「いやいや大丈夫です、健診も問題ありません」などのやりとりをした結果、そのスタッフは短期間の休みで復帰し、今も元気で働いています。このケースでは、幸いにも他のスタッフの協力もあったのでお休みが可能でした。

相手の対応をよく見極める必要があります

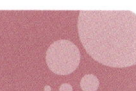

　このときに悩んだのは、「（人手が足りないから）何とか出てきて働いてほしい」というメッセージも、「母体が大事だから出て来ないで療養しなさい」と指示しても、どっちもマタニティハラスメントととられる可能性があるんじゃないのか、ということでした。

　このスタッフとはもともとコミュニケーションも良好でしたので、もちろんそんな誤解は生じなかったのですが、もし、今後、あたりまえのように「妊娠したから長期休みを認めてほしい」と出られたとき、私はどう思うのか、どう対応したらよいのか、むずかしいと思うようになり、相手の対応をよく見極める必要があると考えるようになりました。

　このようなことも、相手の価値観を含めて決めていくことなので、対話の重視やその記録が大切なポイントになりそうです。

「男性だから…」という発想も
ハラスメントの可能性があります

　さらもう一点、ハラスメントに関して悩むのは、男性スタッフに厳しさを求めがちということです。

　もちろん基本的に男性にも女性にも平等に接すべきと理解はしていますが、専門職男性（当院ではPT）には事務職女性よりも"がんばり"（私の価値観でですが）を求めてしまうところがあると自覚しています。

　たとえば、経営に関する数字にもっと意識をもつように言ったり、女性スタッフより残業を引き受けるように言ったり、フットワークをよくするように…、もっと包容力をもつように…などと求めてしまっていると思っています。どの社会でもそうかもしれませんが、知らず知らずのうちに「男性だから…」ということで、パワハラになっている可能性もあるかもと考えることもあります。

　これも、世代や配偶者の考えなどにより、ずいぶん価値観に差があるように思えますので、対話が必要となるでしょう。当院で男性スタッフと長年付き合ってみると、女性と何らの違いもないように思います。

すべてを包み込む許容力が
必要かもしれません

　しかし、最近では、院長や院長妻である私たちが求める"がんばり"を女性スタッフが満たしてくれるようになってきたように思います。

　妊娠中であったり小さな子どもを抱える子育て世代の女性スタッフの"がんばり"を素直に認めたり、草食系ともいわれるデリケート男性の思考を理解したり、それらすべてをひっくるめて包みこむ許容力こそ、今必要なことかもしれません。事情に合わせた本人が望むキャリアに耳を傾けることで、予防できるのかもしれません。

　今、思わぬことがハラスメントになり、受け取る側の気持ちで決まるハラスメントについて学ばざるをえない時代になっています。そんな時代に私たちはクリニック経営をしているのですね。

38 院長夫人のマネジメント学

コンサルタントさんとどう向き合えばよいでしょうか

いろいろな領域の専門のコンサルタントさんがいます

　みなさんはコンサルタント（コンサル）さんとどのように出会ってご利用になっているでしょうか。よく聞かれるのは、
①院外薬局系コンサルタント
②開業時に卸さんの無料コンサルタント
③場所探しコンサルタント
④有料の医業経営コンサルタントを開業時だけでなく継続的に利用
⑤開業時から税理士さんにありとあらゆるアドバイスを求め、税理士さんと顧問契約するとき税理士さんが医業経営コンサルタント資格をもっておられ、税理士業務以外に経営アドバイスをします、というサービスを含めて契約
といった形でしょうか。
　このような形以外に、接遇、集患・増患、人事など専門分野に特化したコンサルさんもいます。どのような形であれ、それぞれによさはあると思います。以下は、私の主観の入った感想です。

開業時に経費がかからないのは医薬品卸会社のコンサルさん

◎**メリット**

なんといっても無料というのが魅力です。「ただほど高いものはない」とよく言われますが、結果に満足している院長もおられます。一方、なかには近隣のクリニックに個人情報が漏らされた事例もあり、その会社の責任というよりコンサルさん個人の人柄を確かめる必要があると思いますが、むずかしいかもしれません。このような卸さんのサービスは、開業後の医薬品納入を確実なものにして、後日の収益に狙いを定めておられます。

卸さんの背後には、開業時に必要になる物品等の業者さんがたくさんついていて、その業者間で価格合戦、買ってもらい合戦があります。開業時に購入するものについては、他の医師から紹介してもらう場合、コンサルさんに紹介してもらう場合などがあるかと思います。卸さんの場合、たくさんの医師の開業を支援された実績がありますので、開業時の段取りはとても手際がよいと思います。

◎**デメリット**

卸さんゆえに、開業時の機器選定などのコンサルタントに特化していることが多く、開業医が一生悩むことになる人事についてはお得意ではありません。なかには古いタイプの方もいて、「院長の奥さんはかかわらないほうがよい」と言われることがあるかもしれません。手伝う気満々で気合いを入れている院長妻には気の悪い話です。

開業場所に迷うなら場所探しコンサルさん

◎**メリットとデメリット**

場所探しだけでなく、採用面接に立ち会ってくれるかもしれません。保健所への手続きなども一緒に同行してもらえるようです。

探してもらった場所が"当たり"となれば感謝となりますが、"なーんちゃって"という結果になりでもすれば、一生恨むことになるかもしれません。正直なところ場所だけでこの値段!? とか思う結果になる

可能性もあります。

コンサルを兼ねた税理士さんもいます（私のケース）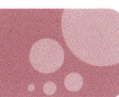

　医業経営コンサルさんは税理士さんと兼ねて税理士事務所にいるケースや、医業経営コンサルとして事業を立ち上げておられるケースなどが多いでしょうか。

　私の場合、開業時ではなく、開業後2年くらい経ってから出会ったコンサルさんです。その税理士／コンサルさんは、コーチングできる方です。このコンサルさんともっと早く出会っていれば…と思うこともあり、最初のコンサルさんの人選がとても重要です。ただ、院長が求めるコンサルさんと院長妻が求めるコンサルさんは違うかもしれません。最初は、院長妻の気持ちなど二の次ですから、時期によって、コンサルさんを使い分けることも必要かもしれません。

39 院長夫人のマネジメント学

経営関連のセミナーは参加する意味がありますか

院長向けの経営一般論のセミナーが多いようです

　どんなことも学ばないより学んでおいたほうがよいに決まっています。
　ただ注意したいのは、開業やクリニック経営のセミナーでお話をされるのは経営の専門家であり、クリニック経営者をお客様にして商売をしている方々ばかりだということです。
　「人件費のパーセンテージは売り上げの○○％」、「広告に使う費用は…」、「増患しようと思えば、スタッフの患者接遇は大切…」などのお話が中心で、「スタッフの接遇研修をして増患できた」というデータの紹介はありませんし、「純粋な人件費に費用をかけたら経営が破たんした」というクリニックの事例も聞きません。
　つまり、これらのセミナーでは、院長本位のクリニック経営の話が中心であり、あまり"チームビルディングによるクリニック経営"が語られないということです。

成功例の体験談が聞けるセミナーもあります

　院長がせっかく熱い思いをもって開業したはずですから、クリニック

は成り立つ範囲で院長の思うように経営するのがよいと思います。
　しかし、私たちには、"成り立つ範囲"や"成り立たせ方"の知恵も知識も少ない。だから、学ぶ必要があると考えています。
　最近ではいろいろなセミナーがたくさん用意されています。受講料が10万円以上という高額なセミナーも少なくありません。そのようなセミナーでは、成功したクリニックの院長先生が、体験談を披露してくださり、コンサルタントのノウハウが語られるそうです。
　しかし、私自身は、そんな成功事例ばかりではなく、失敗事例の話も聞きたいと思っています。

学びの題材はセミナー以外にもあります

　知識はバランスが大切です。スキルだけマインドだけ、あるいはハード面だけソフト面だけのどちらかを重視しただけでは、現代のクリニック経営は成し遂げることができず、どちらもいろいろな視点でバランスよく学ぶ必要があります。そして、クリニック経営者を顧客とする医療経営の専門家だけでなく、もっと多くの異業種の方からも話を聞いてみるのもよいかもしれません。
　たとえば、社労士、税理士、保険会社、ファイナンシャル・プランナー、医薬品卸/製薬会社など、聞いておくとよい領域はたくさんあります。
　また、テーマとしては、組織開発、チームビルディング、コミュニケーション技法、接遇・医療パフォーマンス学、他のクリニックとの差別化のための医療技術、清掃、診療報酬、労務、税務、法律など、たくさんありますが、私たちは忙しいので、その時々のマイテーマで少しずつ学べばよいのではないでしょうか。関心をもったときが学びどきです。

40　院長夫人のマネジメント学

院長妻の立場で
スタッフ人事を
考えることはできますか

クリニックを活性化させる人事はむずかしいものがあります

　スタッフ人事を考えるとき、採用・退職・異動などのほか、人材の適正配置、担当業務の決定などがあります。これらをどう考えるかは、各クリニックの事情によって異なりますが、クリニックを活性化させるためのスタッフ人事となるとむずかしいものがあると感じています。

院長と違った視点で得た情報が役立つはずです

　院長妻は、院長とは違った視点でスタッフを見る機会が多いと思います。院長とともにスタッフ人事を考えるなら、その視点から得られた情報が役立つはずです。
　しかし、院長妻が把握できる情報というのは、スタッフとどれだけのコミュニケーションがとれたか、その質や量で異なります。私たち院長妻は、たとえスタッフと一緒に勤務していたとしても、スタッフから生の情報を得にくい立場にあり、結果的にスタッフ経由による加工された情報を受け取ることになりがちです。
　したがって、開業してまだ年数が浅い期間はもちろん、開業後の経過が長くても、スタッフとうまくコミュニケーションがとれずに得られる

情報が少なかったり、偏ったりすると、それを人事にうまく反映できずに結果的にマネジメントはうまくいかないと思います。

　長い間にはマネジメントがうまくいったり、いかなかったり、おそらくその繰り返しではないでしょうか。しかし、この繰り返しの経験から得られるものは多いと思います。やがて、院長妻しか見えないものも出てきます。それを見つけ出し、院長とともに考えることで人事にうまく活かせるようになっていくと思います。

人事で失敗を避けることはむずかしいと思います

　クリニックにとって人事とは、チームとして適材適所やトラブルのない人員の配置が重要です。また、ときに、急に退職者が出たり、スタッフ同士の摩擦から全体に炎上したり、種々のトラブルからスタッフの組み合わせを再考しないといけないなど、突発的に一時的な人事を決める場面にも遭遇します。あるいは、スタッフ同士仲が良いけれど、どうしても成果が上がらないスタッフに、あえてカツを入れる人事を考える場面もあります。

　さらに、スタッフのなかからリーダーの任命が必要になってきます。リーダーはクリニック運営の大きなカギとなります。しかし、リーダーになりモチベーションの上がるスタッフがいる一方で、うまくその立場を活用できないスタッフもいます。

　人事を考えるうえで、失敗を避けることはかなりむずかしいと思います。

失敗から学んでいく原則があればマネジメントできます

　通常、人事マネジメントは、スタッフとのコミュニケーションを土台に、日常の業務態度や成果とあわせて適材適所やリーダーシップを判断します。

　院長妻にこれができるのかと言われれば、失敗から学んでいくという原則があれば大丈夫だと思います。院長がたった一人で考えるより、アイデアは広がるといえるかもしれません。

夫が開業して、ある日突然管理者の立場になる院長妻にとって、スタート時はマネジメントの素人です。しかし、走りながら考え、走りながら学んでいくことで、「こうやればよい」と知っていくものだと思います。
　人事のマネジメントスキルも時代によって変わっていきます。最新のスキルを学ぶ姿勢はくずさないようにしておきたいと思います。

41 院長夫人のマネジメント学

勤務表作成で気をつけたいことやうまくいくコツがありますか

スタッフは勤務表を見て一喜一憂することがあります

　病院で勤務していたころ、病棟師長が何日もかけて勤務表を作成するのを見て、「何とムダな時間だなぁ」と思っていました。しかし、いざ自分がクリニックの院長妻となってみてわかったのは、勤務表が多くのカギを握っているということでした。たとえば、嫌いな人と一緒のチームになったり、できれば避けたい時間帯勤務だったりするときなど、スタッフは勤務表を見て一喜一憂します。

　たいていのクリニックでは、勤務表を組む担当は、院長、院長妻、あるいはスタッフのリーダーと思います。私は開業当初は自分で組んでいました。のちに受付リーダー、看護師リーダーに任せることになり、受付リーダーが退職後私の仕事に戻り、それ以来受付・リハ助手・ドクターズクラークの勤務表組みをまだ現場に戻せていません。

　勤務表をつくる係となられている院長妻も多いと思います。勤務表を組むうえで、考えておきたいことをあげてみます。

スタッフのニーズに合わせた勤務状況をつくると定着率もよくなります

　スタッフは、プライベートでは、娘であり、母であり、妻であり、

恋人であり、といろいろな役割を担っています。スタッフ自身の健康状態はもちろん、彼氏がいるのかどうか、子どもの学年や習い事やクラブでの活躍ぐあい、夫の勤務状態、年老いてきた両親や義両親の健康状態や関係性などによって、勤務状態は常に影響されます。これらを考慮して勤務表を組んでいくには、とてもデリケートな調整が必要です。「そこまで考える必要があるのか！　仕事が優先ではないか！」という声も聞こえてきそうです。

　しかし、これらの状態を把握しておき、スタッフのニーズに合わせた勤務状況をつくっていけば、必要なスタッフを失わなくてすみます。私自身、これまでの経験から強く感じています。

スタッフの個人的事情をそれとなく聞いて把握しておきます

　そのためには、毎年春には子どもが進級するスタッフに状況変化の調査をしたり、何だか色っぽくなったスタッフに「恋してる？」とそっと調査をしつつ、結婚して「そろそろ子どもが…」と思えるスタッフに「どうなの？」と率直に聞いてみたりと、採用面接時には聞くことが禁じられているプライベート情報を収集し、勤務表の作成に活かしています。

　ほとんどのスタッフは、個人的な事情を私に知ってもらうことを歓迎してくれ、状況の変化について話してくれます。スタッフの家族にも関心を示すことがとても重要に思います。

休暇申請の調整のためにスタッフにこちらの意向を示しておきます

　皮肉なことに、勤務数の少ないスタッフに限って、盛りだくさんなお休み希望を出してくれるような気がします。

　「希望を出しすぎては気まずい」と感じてもらう組織風土があるのが望ましいのですが、開業後すぐなどは、そういうわけにもいかないことが多いです。個々の休暇取得に注文をつけることはできませんが、勤務表を調整する必要があるため、ある程度こちらの意向を示すとよいと思います。

- お休み希望は勤務数の多いスタッフから優先に叶えたいので、それをふまえて重ならないように希望してほしい
- お休み希望には理由を書いてほしい
- 運動会時期はママスタッフの希望が集中するので、シングルスタッフは協力してほしい

など、スタッフの納得が得られる意向をできるだけ多く示していくという策はいかがでしょうか。

勤務交代に協力してくれたスタッフは評価し感謝しましょう

　こちらの意向を汲んで、たくさん協力してくれたスタッフには、賞与の面接のときなどにきちんと評価していることを伝えることも大切な承認です。急な勤務交代に協力してくれたことも記録し、どこかでまとめて感謝の気持ちを伝えることも忘れないようにするとよいと思います。

　当院では、受付とリハビリ助手の連携は、今ではとてもよい雰囲気があり、誰かが急にお休みとなっても、何人も「代われます」と手をあげてくれるようになりました。看護師は、人員をどれだけ確保できたかによりますが、療養中の看護師を積極的に支えてくれるムードもあります。ただ、こうなるまでに何年もかかりました。

マルチタスクに対応できるスタッフを育成すると作成が容易になります

　スタッフは業務に対する能力が一人ひとり異なります。

　経験のあるスタッフに、経験の少ないスタッフと組ませるなどの配慮はどこのクリニックでもされていると思います。

　ただ、分業制（リハ助手専門、受付も会計までできるのは○○さんを含む2人だけなど）を強く意識すると、バディの組み合わせが限られます。勤務交代もしにくくなります。

　そのため、スタッフを育成するにあたって、マルチタスクに対応できる人材をなるべく多く養成しておくことが、ひいては勤務表作成を容易にすると考えます。

状況・条件の違うスタッフがいると振り分けしやすくなります

　勤務表作成は、スタッフ採用にカギがあると思います。つまり、なるべく状況や条件の違うスタッフを採用する配慮が必要です。

　シングルスタッフばかり、ママスタッフばかり、午前しか勤務できないスタッフばかりでは、イベントが偶然重なることも多く、休み希望が同時に出されることもあります。

　そのため、午前だけのママスタッフ、シングル夜診勤務可能スタッフ、ひとり親家庭で所得確保が必要なスタッフ、土日がお休みでないご主人をもつスタッフなどなど、さまざまな状況のスタッフがいる組織にすることでやりやすくなると思います。そのうえで相互理解・相互応援するような組織風土をつくることが、勤務表を作成するうえで助けとなります。

勤務表についてスタッフから評価を聞き改善していきます

　公平性……これはむずかしいものがあります。スタッフは勤務表で一喜一憂します。

　勤務表をつくって、実際に運用してみたら、その評価をスタッフから聞き取ることも必要かもしれません。そしてフィードバックしていき、改善していくことも大事です。

42 院長夫人のマネジメント学

スタッフの不満を解消するコツを教えてください

スタッフに不満がみられれば炎上前に解消するようにします

　正直なところ、「こちらの不満解消法も見つからないのに、スタッフの不満解消まで考える余裕なんてない」というグチはさておき。

　医療も決してストレスレベルの低い仕事とはいえません。スタッフにはストレスを大いに発散してもらい、クリニックへの強い不満がみられれば、炎上する前に解消する必要があります。

すべての不満が院長妻の耳まで届くわけではありません

　といっても、スタッフの不満のすべてが院長妻の耳に届くわけでもないと思います。でも一部の不満だけでも届くとすれば、それは好意的に解釈すべきかもしれません。

不満を口にするのは「ただ聞いてほしい」だけかもしれません

　こんな事例があります。
　看護師の一人が院長妻に
「ある看護師が外来中におしゃべりし、サボることがある。そのサボり

にのっかる他のスタッフがいて心配だ」と相談しました。ある看護師が問題なのか、のっかるスタッフが不満なのか、はたまた違う問題の氷山の一角なのか、真意はみえてきません。
（院長妻）「その看護師と話し合おうか？」と提案すると、
（看護師）「いや、何もしないでください」
（院長妻）「？？？、ならなぜ私に？」
（看護師）「知っておいてほしかっただけ、話し合いはさらなる不機嫌を生み逆効果」
というやりとりがあったそうです。

話し合いによっては逆効果になることもあります

　この事例の看護師の意見は、結構、事実をついていると思います。本書では随所で対話が大切だとお伝えしていますが、「注意する」、「何かを止めさせる」ときには、"話し合い"はあまり効果があるとは思いません。

　現代では、話し合いで行動や人間性の不具合を直接指摘することは、成果に結びつかないように思います。話し合いのなかで「笑顔をもっと！」、「もっと丁寧な言葉づかいを」、「サボるな」などといったメッセージをほのめかすのも効果がないと思いますし、私自身もそのような話し合いにはうんざりしています。こんな話し合いをしても、結果的に行動が改まり、期待に応えてくれるケースはほとんどない、それどころか急降下し、退職に至るケースも少なくないと思います。

　いじめ問題にあるように、いじめを顕在化させ（親や学校の先生に相談）、話し合いの場をもつと、結果的に悪化するということをスタッフから聞きました。つまり逆効果になるということです。

不満を知るために"聞いておくだけ"も必要です

　とてもデリケートな問題ですが、管理者である院長・院長妻の手腕が問われるところです。事例のように、ただ知っておくだけでよいのかどうかはわかりませんが、聞くことでスタッフの不満が軽くなると

いうことであれば、"聞いておくだけ"という対応法も、積極的に行っていく必要があるのかもしれません。もちろん不満の原因にもよります。

不満解消の最初の第一歩は、炎上前に情報が耳に入ってくる組織風土づくりでしょうか。

原因をつきとめるより目的の達成を優先します

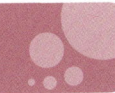

事例を参考に対処法を考えるとするなら、スタッフから聞いた話を記憶しておき、別の機会に問題行動の原因をつきとめ、それを根本的に解決しようとするのではなく、おしゃべりできない仕組みを考えたり、仕事のレベルをもっと高くしたり、おしゃべりしたくなくなるよう、仕事にハッピーを感じてもらうマネジメントをすることだと思います。

笑顔の少ない人に"笑顔をもっと…口角5ミリアップ"という接遇スキルを伝えるより、物理的に本人をくすぐったり、好きな芸能人の写真を本人の見えるところにこっそり貼っておく、など直接的な方法のほうが"ニコっ"としてくれるかもしれません。

原因をつきとめることより、目的を達成してもらうためのマネジメントを優先したほうがよいと思います。

参考図書 1

　私が院長妻として、経営やスタッフ教育に関して参考にし、たまには振り返りのために読み直してきた図書をご紹介します。

原聰彦：クリニック経営 30 の処方箋、ギャラクシーブックス、2015.
原聰彦：今すぐできる！失敗しない患者クレーム対応術、日本医療企画、2013.
平木典子：図解 自分の気持ちをきちんと「伝える」技術―人間関係がラクになる自己カウンセリングのすすめ、PHP 研究所、2007.
大江和郎：もつれない 患者との会話術－させない！つくらない！モンスターペイシェント、日本医事新報社、2015.
佐藤綾子：医師のためのパフォーマンス学入門、日経 BP 社、2011.
大橋禅太郎：すごい会議ワークブック 2014～15、朝日新聞出版、2014.
植木理恵：困ったオンナを黙らせる技術、サンマーク、2007.
小山美智子：今日からできる医療機関の新人育成術、労災保険情報センター、2015.
小山美智子：今日からできる医療機関の接遇向上術、労災保険情報センター、2012.
日本報連相センター：真・報連相のハンドブック、一般社団法人日本報連相センター、1993.
山﨑紅：新人研修ワークブック、日経 BP 社、2014.
星野欣生：職場の人間関係づくりトレーニング、金子書房、2007.

参考図書 2

　本文で記載した院長妻の奥さま方に有用な、経営に関する知識習得のための図書をご紹介します。

【コーチング】
トム・ラス（古屋博子　訳）：さあ、才能（じぶん）に目覚めよう―ストレングス・ファインダー 2.0 新版、日本経済新聞出版社、2017.
本間正人、松瀬理保：コーチング入門 第 2 版、日経文庫、日本経済新聞出版社、2015.
クィント・ステューダー、（鐘江康一郎　訳）：エクセレント・ホスピタル、ディスカヴァー・トゥエンティワン、2015.

【アサーショントレーニング】
平木典子　編：アサーション・トレーニング―自分も相手も大切にする自己表現、至文堂、2008.
平木典子：改訂版　アサーション・トレーニング―さわやかな〈自己表現〉のために、金子書房、2009.

【アンガーマネジメント】
安藤俊介：今日から使えるアンガーマネジメント―怒らず伝える技術、ナツメ社、2016.

【チームビルディング】
LLC（合同会社）チーム経営：組織開発
　http://teamkeiei.com/od（2017 年 8 月 15 日閲覧）
高橋克徳、重光直之：ワクワクする職場をつくる。―「良い感情の連鎖」が空気を変える、実業之日本社、2015.
ブライアン・J・ロバートソン（瀧下哉代　訳）：HOLACRACY―役職をなくし生産性を上げるまったく新しい組織マネジメント、PHP 研究所、2016.

【サーバントリーダー】
ロバート・K・グリーンリーフ（野津智子　訳）：サーバントであれ―奉仕して導く、リーダーの生き方、英治出版、2016.

著者紹介

永野　光（ながの　ひかる）

1971生まれ
社会福祉士（社会福祉士登録 No.101766）
公益社団法人日本医療社会福祉協会会員医療ソーシャルワーカー
龍谷大学社会学部社会福祉学科卒業。大学卒業後、印刷会社の秘書室に入社。その後、一般病院へ転職。医療ソーシャルワーカーとして従事する。2009年に、夫が永野整形外科クリニックを開業、その準備を手伝う。開業後半年で病院を退職し、クリニック経営に携わる。院長妻の業務とともに永野整形外科クリニック医療相談室兼務。その傍ら院長夫人を対象にしたセミナーでの講演やソーシャルワーク技術による経営者支援を行い、2015年にそのためのサポート事業として㈱クリニックイノベーションサポートを立ち上げる。

株式会社クリニックイノベーションサポートについて

代　表　者：代表取締役　永野　光
事業内容：
　・院長夫人コンサルティングサポート
　　（メール相談／出張相談／業務改善／業務整理など）
　・研修事業
　　（院長夫人・クリニックスタッフ接遇／業務改善／イノベーション研修／ドクターズクラーク養成／開業スタートセット）
　・院長夫人ストレス削減教室
　　（永野整形外科クリニック見学ツアー／クリニックお役立ちツール・マニュアル作成支援・販売／講師／セミナー企画／ドクターマーケット開拓営業パーソン向け勉強会）

所　在　地：〒639-0266　奈良県香芝市旭ヶ丘 2-7-1-106
TEL & FAX：0745-44-8590

院長妻から院長夫人への42のメッセージ
自分らしく無理せず楽するコツ

2017年9月30日　初版　第1刷　発行
2021年9月1日　初版　第2刷　発行
定価：本体1,800円＋税

著者
永野　光

発行所
株式会社プリメド社
〒532-0003 大阪市淀川区宮原4-4-63
新大阪千代田ビル別館
tel=06-6393-7727
https://www.primed.co.jp
振替 00920-8-74509

印刷
モリモト印刷株式会社

デザイン
吉岡久美子

ISBN978-4-938866-62-4　C3047
©2017 by Hikaru Nagano

スタッフのやる気アップ、スキルアップ、定着率アップに結びつける

院長先生&スタッフのための
院内ミーティングレシピ集

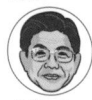

いきいき議論で意識が変わる

鈴木 竹仁 著

■ 定価：2,200円（税抜価格2,000円）
■ A5判 143ページ
■ ISBN 978-4-938866-54-9

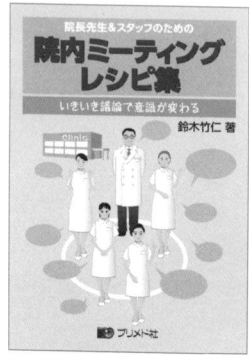

著者 鈴木竹仁

◎はじめにより

　自院で悩んでいらっしゃる問題がありましたら、その問題に合ったテーマからお読みいただき実践していただければと思います。きっと今まであまり見たことも聞いたこともなかったようなミーティング"ネタ"がたくさんあると思います。テーマに沿って1年間ぐらいのペースで取り組んでいただくと、ふと気がついたらクリニックやスタッフが大きく変わっていると気づくと思います。その結果、患者さんから褒めていただくことが増え、スタッフ自身の満足度も高まり、働いていて楽しい職場、定着率のアップといったプラスの循環に入っていくと信じています。

レシピは本書でチェック！

あなたのクリニックで取り組みたい改善ポイントはどれですか？

●クリニック改善の目的●

◎ 患者さんの目でモニター調査をするために…
◎ 一歩先の患者さんニーズを知りプラスひと言を伝えるために…
◎ サービスを受ける立場でサービスを考えるために…
◎ 自分の体験から患者さんへの接し方を学ぶために…
◎ 自分の体験から患者さんの思いに気づくために…
◎ 喜ばれたことを共有し院内に広げるために…
◎ 少しでも待ち時間の不平・不満を軽減するために…
◎ 患者さんに病気や治療法をよく理解してもらうために…
◎ 患者さんにきちんと伝わり好印象を与える話し方のために…
◎ 患者さんの口に出さない訴えを察知するために…
◎ 見て聞いてやわらかく感じるメッセージにするために…
◎ 自分の所作が初対面の人にどう映るかを考えるために…
◎ 患者さんにとって心地よい立ち位置を体感するために…
◎ 大人も子どもも居心地のよい待合室にするために…
◎ 新人がわからない暗黙のルールを再確認するために…
◎ 自院の歩みで知った院長の思いを共有化するために…
◎ 患者さんの言動から院内に潜む改善点を見つけるために…

◎ 仕事に意義を見出し誇りをもってもらうために…
◎ 自院のサービスの具体的イメージを全員で共有するために…
◎ 改善に役立つ書籍の内容を全員で共有するために
◎ 初心を思い出し感性豊かに患者さんと接するために…
◎ 短い時間でも院長の一方通行の訓辞にしないために…
◎ 今年の目標・方針を一人ひとりが納得するために…
◎ レセデータをミーティングに活用し増患に役立てるために…
◎ 患者さんからもっと積極的に意見をいただくために…
◎ 患者さんのご意見を改善につなげて実行するために…
◎ スタッフの発言を視覚化してアイデアを発展させるために…
◎ 院内の危険を図上で確認しスタッフ全員に周知するために…
◎ 負担をかけずに無理なく実施するために…
◎ 自分たち自身に関わる問題として考えてみるために…
◎ 上手な対応を練習し院内のルールを決めるために…
◎ いざというときに慌てずに困らなくてすむために…
◎ 患者さんへのお知らせ情報がきちんと見え伝わるために…
◎ 自院のブランドイメージを確立し高めていくために…
◎ すべての患者さんにやさしい対応をするために…

などなど、ユニバーサル・サービスやミーティング継続に関する章もあり、クリニック運営に役立つ1冊です！

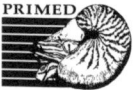

クリニックマネジメントの医学書出版
株式会社 プリメド社

〒532-0003 大阪市淀川区宮原4-4-63 新大阪千代田ビル別館
TEL.(06) 6393-7727　　FAX.(06) 6393-7786
URL　https://www.primed.co.jp

接遇の効果がない…とお考えなら

次のステップへ

ステップ1 インストラクター指導の接遇

ステップ2 インストラクター指導＋**院長視点**の接遇

院長視点とは…
- 医療の特殊性をよく知っている…
- どんな病院／クリニックにしたいかという思いを語れる…
- 自院の現場の状況をよく理解している…

院長だからこその"視点"

インストラクター任せにせず
まずは院長自身が接遇に関心をもつことです！

院長視点での接遇に取り組むことで
- ✔ インパクト抜群なのでスタッフの印象が強くなる
- ✔ スタッフとの距離が近くなる
- ✔ 院長の思いや理念が伝わる
- ✔ 患者さんからお褒めの言葉が聞かれるようになる
- ✔ 風通しのよい風土ができ経営に反映される

こうして院内に接遇が根づきます

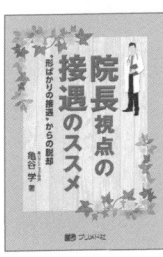

院長視点の接遇のススメ
〝形ばかりの接遇〟からの脱却

亀谷 学 著

- ■ 定価：2,640円（税抜価格2,400円）
- ■ A5判 159ページ
- ■ ISBN 978-4-938866-61-5

中身をパラパラと見ていただける立ち読み動画
スマホやタブレットからもGO！
https://www.primed.co.jp/tachiyomi.htm

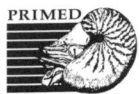

クリニックマネジメントの医学書出版
株式会社 プリメド社

〒532-0003 大阪市淀川区宮原4-4-63 新大阪千代田ビル別館
TEL. (06) 6393-7727　　　FAX. (06) 6393-7786
URL　https://www.primed.co.jp

若手開業医が開業決意から開業後まで、等身大のありのままの目線で執筆

クリニックの開業準備はマニュアル通りには進まないもの……

若手院長です 開業のこと 何でも質問してください

著
(開業数年目*の若手院長たち)
大橋 博樹
栗原 大輔
小宮山 学
田原 正夫
森永 太輔
※出版当時

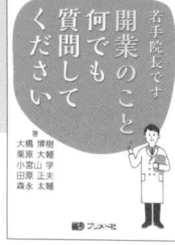

- 定価：2,750円（税抜価格2,500円）
- A5判　189ページ
- ISBN 978-4-938866-66-2

迷いも出る……
どの地で開業すべきか、
どこで資金を借りるのか、などなど

悩みもある……
スタッフ応募者を選べない、
コンサルタントと出会えない、などなど

不安もある……
果たして患者さんは来てくれるのか、
借金は返せるのか、などなど

**そんな思いを経験してきた
若手開業医が
開業準備の記憶が新しいうちに**

うまくいったこと　失敗したこと　苦労したこと
思いもよらなかったこと　悩んだこと

**それらを自分なりに
どう解決していったか
をありのままの視点でコメントします。**

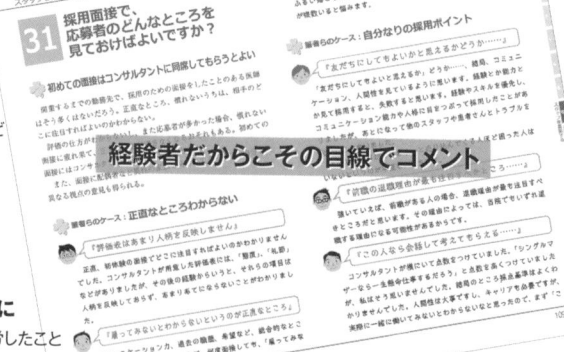

経験者だからこそ目線でコメント

中身をパラパラ
見ていただける
立ち読み動画

スマホや
タブレット
からGO！

https://www.primed.co.jp/tachiyomi.htm

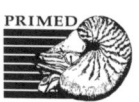

クリニックマネジメントの医学書出版
株式会社 プリメド社

〒532-0003 大阪市淀川区宮原4-4-63 新大阪千代田ビル別館
TEL．(06) 6393-7727　　FAX．(06) 6393-7786
URL　https://www.primed.co.jp

スタッフが疲弊しないために医療が継続していくために大切なこと

患者トラブル vs 応招義務

医療とスタッフを守るために

尾内康彦 著 ─なにわのトラブルバスター
大阪府保険医協会 編
（弁護士・応招義務研究者など執筆）

■ 定価：2,200円（税抜価格2,000円）
■ A5判 137ページ
■ ISBN 978-4-938866-67-9

医療現場が疲弊しないために…
医師や職員を守るために…
医療者の働き方改革のために…

医療現場からの相談に応えてきた
著者が訴える
医療を続けていくために大切なことは…

応招義務を捉え直すこと

目次

I 医療現場で応招義務の判断が問われている
応招義務の可否がポイントとなった事例から
 1 治療方針にことごとく反抗する患者に院長が憔悴しきってしまったケース
 2 女性看護師に対してだけ暴言をあびせる患者に病院全体の問題として対応したケース
 3 患者からのセクハラで女性職員が体調を崩したケース
 4 誠意をつくして対応したのに中傷メールを流されて院長がショックを受けたケース
 5 毎回のクレームに職員が怒っているのに院長がやさしく対応しようとしたケース
 6 間違いを指摘すると激高して暴言を繰り返す患者に職員が身の危険を感じたケース
 7 一連の迷惑行為解決のための話し合いでこじれて職員が辞めさせられそうになったケース
 8 反社会的勢力との付き合いのある患者の脅迫で院長や職員が精神的に追い込まれたケース

II 患者トラブルが解決できない背景
患者トラブルはますます解決困難になっている
 9 解決困難な患者トラブルが増えている
 10 普通の市民によるトラブルが増えている
患者トラブルの背景▶時代が変わった
 11 社会情勢が変わった
 12 医療制度が変わった
 13 医療者自身が変わった
 14 患者の意識が変わった
患者トラブルの根本的な問題▶誤解と思い込みがある
 15 患者の"権利"と医師の"義務"のすれ違いがある
 16 医療は万能そして安全という患者の誤解がある
 17 診療を絶対に拒めないという医療者の思い込みがある
スキルとノウハウだけではトラブルは解決できない
 18 善意に基づく使命感だけではトラブルは解決できない
 19 応招義務の古い理解が多い

III 応招義務を捉え直す
応招義務を改めて理解する
 20 応招義務を捉え直す時期にきている
 21 弁護士がみる応招義務の現状
 22 応招義務の法解釈はどのように変わってきたか
裁判で応招義務はどう判断されてきたか
 23 応招義務が関連する裁判例の変遷の歴史
 24 正当事由が注目された象徴的な3つの事例
行政と医師会の最近の見解を読み解く
 25 行政通知の歴史
 26 日本医師会等の最近の見解

IV 応招義務に縛られない新しい考え方
患者トラブル解決に向けて応招義務の新しい捉え方
 27 現在の患者像を認識する
 28 現代に適用する考え方と心構えでトラブルに対応する
 29 患者と医療者の関係からサービスを考え直す
 30 通知や裁判事例にみる応招義務と正当事由の捉え方
 31 トラブル解決のために知っておきたい法制度
 32 応招義務優先の考え方から抜け出す
 33 患者トラブル対応でのポイントアドバイス

中身をパラパラ
見ていただける
立ち読み動画
https://www.primed.co.jp/tachiyomi.htm

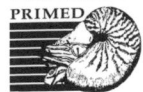
クリニックマネジメントの医学書出版
株式会社 プリメド社

〒532-0003 大阪市淀川区宮原4-4-63 新大阪千代田ビル別館
TEL．(06) 6393-7727　　FAX．(06) 6393-7786
URL　　https://www.primed.co.jp

今日からそのまま使える診療所向け受付マニュアル

クリニック標準受付マニュアル集 基本セット

データCD 専用バインダー付き

企画・編集
鈴木竹仁

自院に合わせてアレンジできる！

特長は4つ！

1 どの地域でも どの診療科でも使えるよう
標準化された汎用マニュアル集です！

2 受付に必要な業務別の14マニュアルがバインダーにセットされていますので
自院用として今日からすぐに活用できます！

3 CD収録のマニュアルデータ（WORD®）をダウンロードし、
自院に合わせて自由にアレンジできます！

4 マニュアル業務の達成度がスタッフ自身で評価・確認できる
「セルフチェックシート」付きです！

マニュアルを一からつくらなくてすむので助かる！

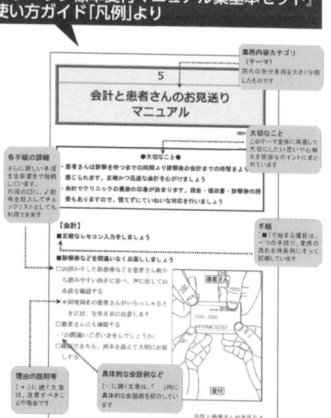

『クリニック標準受付マニュアル集基本セット』
使い方ガイド「凡例」より

院長先生にいちいち指示をもらわなくても仕事ができます！

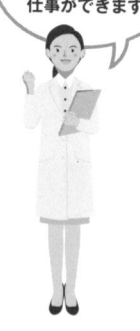

中身をパラパラと見ていただける立ち読み動画
スマホやタブレットからGO！
https://www.primed.co.jp/tachiyomi.htm

● 定価：9,240円（税抜価格8,400円）
● ISBN978-4-938866-63-1

● 『クリニック標準受付マニュアル集』基本セットの内容

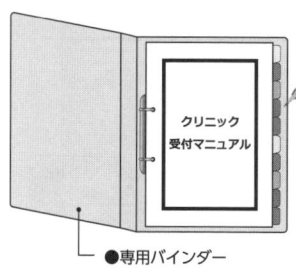
バインダーに一式セット
●専用バインダー

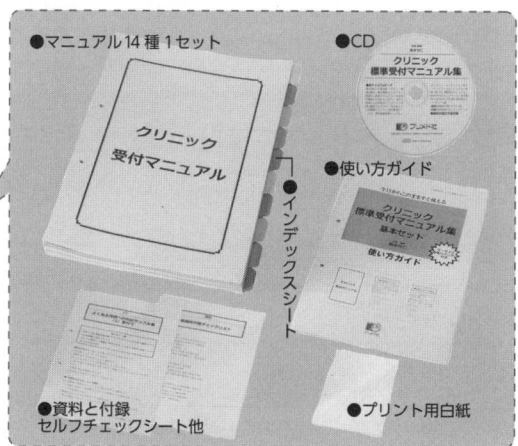
●マニュアル14種1セット
●CD
●使い方ガイド
●インデックスシート
●資料と付録 セルフチェックシート他
●プリント用白紙

◆業務別の各種マニュアル（14種）
基本理念と行動指針
1 クリニック業務の基本
2 朝の準備チェックリスト
3 患者さんお迎えマニュアル ★1
4 待合室の患者さん対応マニュアル
5 会計と患者さんのお見送りマニュアル ★2
6 退室の確認チェックリスト
7 待合室／トイレの管理マニュアル
8 物品管理マニュアル
9 院内事務管理マニュアル
10 コミュニケーションマニュアル―基本
11 コミュニケーションマニュアル―敬語の使い方
12 電話応対マニュアル
13 緊急時対応マニュアル
14 よくある質問への対応マニュアル（応用例集）

◆クリニックに役立つ資料と付録
[資料] 院内規定（ルール）応用例集
[資料] 保健所対策チェックリスト
[付録] 仕事の目標達成セルフチェックシート

◆専用バインダー（2穴式）
◆「クリニック標準受付マニュアル集 基本セット」の使い方ガイド
◆インデックスシート
◆データ用CD
※データはすべて圧縮されており解凍してご使用ください
（解凍にはパスワードが必要です）
◇マニュアルおよび資料各データ（18ファイル）
◇「基本理念／行動指針」テンプレート
◇追加マニュアル用入力フォーム
◇仕事の目標到達セルフチェックシート各データ（3種）
◇院内お役立ち書式集データ（34種）★3
◆自院でマニュアル追加用の
専用プリント用紙（2穴式）

★1 保険証を受付後返却か 会計後返却かの2種あります。
★2 院外処方か院内薬局かの 2種あります。

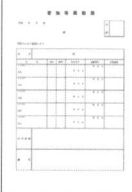
▲院内お役立ち書式例

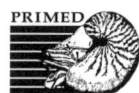
★3 院内お役立ち書式集（付録CDにデータ収録）
院内のさまざまな業務（スタッフ教育、コミュニケーション、業務改善、労務管理、組織活性化、経営分析、会計など）に用いる書式34種類のデータを用意しました。ダウンロード後、ご自由にアレンジしてご利用ください。（『クリニック経営簡単実践アイデア集』の特典で用意されたものと同じものです）

PRIMED クリニックマネジメントの医学書出版 株式会社 プリメド社
〒532-0003 大阪市淀川区宮原4-4-63 新大阪千代田ビル別館
TEL.(06) 6393-7727　　FAX.(06) 6393-7786
URL　https://www.primed.co.jp

ファン患者さんが増えスタッフも定着し「ありがとう」の言葉があふれるクリニックづくり

クリニック経営 簡単実践アイデア集

院長先生のための164の知恵袋　鈴木竹仁 著

③

■ 定価：3,960円（税抜価格3,600円）
■ B5判 299ページ
■ ISBN 978-4-938866-69-3

医療現場で
即、役立つとして
大好評です

● 読者（第1巻）感想キーワード

実践的…今すぐに応用できるアドバイス
実務的…現場を知りつくしたアドバイス
現実的…無理しない等身大のアドバイス
具体的…読めば想像しやすいアドバイス

主な内容

- ◎待ち時間を患者さんが有効活用できる環境づくり
- ◎待ち時間が長くなる要因を洗い出して改善
- ◎利用が少ない男性を引き付けるプログラムを充実
- ◎院内の廊下やホールに愛称を付けて親近感アップ
- ◎年寄り扱いを嫌う高齢患者さんとの会話に適した話題
- ◎"ダメ"という言葉ではなく相手も納得する肯定的な話し方
- ◎自己負担金が高いという患者さんへの伝え方
- ◎ペイシェント・ハラスメント情報を院内で共有して対応策づくり
- ◎患者さん用駐車場に無断駐車させない有効手段
- ◎誰もが話しやすくなるミーティング前のアイスブレイク
- ◎ロールプレイを映画風の動画にして振り返る研修
- ◎他院を受診したスタッフの体験レポートから自院の改善
- ◎スタッフ間の年代差を縮めるクイズミーティング
- ◎"三人寄れば文殊の知恵"実感ミーティング－①漢字探しクイズ
- ◎ワークライフバランスのための診療終了時間の繰り上げ
- ◎ユニフォームへの着替え時間も"労働時間"という認識が必要な理由
- ◎面接応募者の"リアル"がわかる面接前アンケート
- ◎面接応募者も自院のファンにする心配り
- ◎いざというとき頼れる自院退職者とつながる OB/OG 会づくり
- ◎老舗観光ホテルの求人サイトに学ぶ目を引くコンテンツ
- ◎宿泊業界に学ぶ職種を超えての人手不足解消の工夫
- ◎土足からスリッパに履き替える方式で注意したいこと
- ◎女性スタッフが入りづらい男性トイレのチェック
- ◎通りに面した駐車場出入口の出会いがしら事故を防ぐ対策
- ◎入りにくいと感じるクリニックに共通するマイナス印象
- ◎書類の保管義務期間と処分方法
- ◎"保健所の立ち入り検査"対応チェックリスト
- ◎広告規制による禁止となりうる広告表現例
- ◎院長先生が事故や急死で出勤できない場合の緊急対応マニュアル
- ◎災害時に既設のトイレを活用するためのセッティングの仕方
- ◎色覚障がい者も認識しやすいカラーユニバーサルデザイン表示
- ◎患者さんにアピールできる新規開業時に標榜する診療科の選び方
- ◎事例に学ぶ承継のポイント①－親子間承継
- ◎患者さんの居住地分析から進めるエリア補強対策
- ◎"人件費が高い"と指摘されたときに考えたいこと
- ◎医療法人の決算後の手続きで失念しがちな届出
- ◎月次の貸借対照表で毎月の"財務の健康度"をチェック
- ◎レセプトデータ分析でわかること③－季節ごとの変化

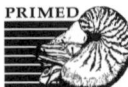

クリニックマネジメントの医学書出版
株式会社 プリメド社

〒532-0003 大阪市淀川区宮原4-4-63 新大阪千代田ビル別館
TEL.(06) 6393-7727　　FAX.(06) 6393-7786
URL　https://www.primed.co.jp